地域密着型病院の看護管理能力向上
―指針と実践―

手島 恵 編

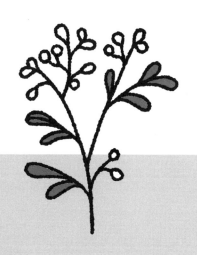

日本看護協会出版会

はじめに

　将来とも良質な医療を確保し、持続可能な医療提供体制を構築していくために構造的な改革が進められ、地域での医療の機能分化や連携が求められています。このような医療提供体制の変化、医療の高度化、複雑化に対応し、安全で安心できる医療の提供を行うためには、看護管理者の能力向上は急務です。

　日本全国の病院8,412施設のうち、300床未満の中小規模病院は、82.2%（6,912施設）（平成29年厚生労働省医療施設調査）を占め[1]、今後、地域連携を推進しながら質の高い医療提供体制を構築するためには、中小規模病院の看護管理者の能力向上を支援することが重要です。しかし、看護管理者が研修を受ける機会は、病院規模で格差があり[2]、特に、中小規模病院の管理者は、時間的負担や研修参加のため代替職員を確保することの困難を理由に積極的に参加できないことが明らかになっています[3,4]。

　そこで、平成26年度に行った中小規模病院の全国実態調査と先駆的な取り組みを行っている病院の好事例の調査結果を反映した看護管理能力向上の支援についてガイドとしてまとめました。院内からは病院長や事務部門長などの支援を得ること、院外からは自治体、職能団体、グループ病院等の組織が、このガイドを活用して支援をすることによって、中小規模病院の看護管理者の能力向上をめざします。さらに、看護管理者自らが、看護管理実践のよりどころとなる知識として活用ができるよう構成しました。

　中小規模病院は、離職率が高い、新卒が来ない、職員の経験年数が高いなど、

ともすれば短所としてとらえられがちな特徴を、人の流動性が高い、経験が豊かな人が揃っているというような「特長」として、大規模病院とは見方をかえてとらえることにより、より一層、地域でその病院に期待されている役割を果たすことができるのではないでしょうか。

　本書は、平成26-27年度厚生労働科学研究費補助金　地域医療基盤開発推進研究事業「中小規模病院の看護管理能力向上を支援するガイド」と、平成28年度厚生労働行政推進調査事業費補助金　地域医療基盤開発推進研究事業「アウトリーチ型看護管理能力支援モデルの検証」の内容を実践の場でわかりやすく活用できるよう編集し、第1部にまとめました。第2部は、地域密着型病院における特長のある実践事例を中心にまとめました。
　この本の内容が、より多くの看護管理者の皆様にとりまして、何らかのヒントになることを願っております。

2019年6月　　手島　恵

＊本書においては、病床規模の大小にかかわらず、看護管理能力向上にかかわる知識を活用していただくという意図をこめ、報告書では中小規模病院と表現しておりましたが、地域密着型病院と称します。

執筆者一覧

編集・執筆

手島 恵　　　　千葉大学大学院看護学研究科・病院看護システム管理学　教授

執筆(執筆順)

第1部

吉田千文　　　　聖路加国際大学大学院看護学研究科・看護管理学　教授
志田京子　　　　大阪府立大学大学院看護学研究科・基礎看護学領域・看護管理学分野　教授
勝山貴美子　　　横浜市立大学大学院医学研究科・看護管理学分野　教授
飯田貴映子　　　元千葉大学大学院看護学研究科・病院看護システム管理学　講師

第2部

川畑いづみ　　　社会福祉法人北海道社会事業協会　看護局参事
原 陽子　　　　東松山市立市民病院　看護部長
高橋素子　　　　医療法人社団直和会　平成立石病院　副院長・看護部長
田家好美　　　　医療法人社団誠馨会　総泉病院　看護部長
亀井とく子　　　医療法人社団愛友会　金沢文庫病院　看護部長
髙須久美子　　　社会医療法人美杉会グループ看護部　理事・教育部長
永久教子　　　　医療法人庸愛会　富田町病院　副院長・看護部長
福田広美　　　　大分県立看護科学大学看護学部　教授
島田永和　　　　医療法人はあとふる運動器ケアしまだ病院　理事長

第1部　看護管理能力向上の指針

1　地域密着型病院の看護管理者に求められる能力・役割　手島 恵　10
1｜地域密着型病院の看護管理が地域の健康をつくる　10
2｜小規模、多様性という組織の特徴をプラスへ転じる看護管理　11

2　地域密着型病院の看護管理　4つのポイント　吉田千文　13
1｜スタッフの身近にいて一人ひとりが力を発揮し成長していけることをめざす　15
2｜組織の中で看護職が専門職としての機能を発揮できるようにする　21
3｜看護管理のぶれない軸をもつ　26
4｜多様な人とつながり、自ら仕事の経験を通して学ぶ　28

3　看護管理者に求められる能力と教育支援　志田京子　30
1｜看護管理者が継続的に教育を受けるために行っている支援　30
2｜支援がない、行えない理由　30
3｜看護管理者の能力向上のために望む支援　32
4｜人材育成上の課題　32
5｜看護管理者に必要な能力　36
6｜モザイク型職場における看護管理者のマネジメント　36
7｜リフレクション（振り返り、内省）　39

4　地域密着型病院の特長と多様性　勝山貴美子　40
1｜対話型の組織改革を — 違う見方をしてみる　40
2｜「施設が小さい、人数が少ない」という「特徴」を「特長」へ　42
3｜地域住民の生活の場に近く、住民からも顔が見えやすい　49
4｜看護部長としての責任と次世代の育成　52

5 地域密着型病院における人的資源の確保　手島 恵・飯田貴映子　54

1 | 多様性のマネジメント　54
2 | 定年退職という考え方からの脱却　56
3 | 病院長・事務部門責任者からの理解と支援　56

6 看護管理者の自己評価に基づく能力向上　吉田千文　58

1 | 看護管理の現状と向き合う　58
2 | 2つのシートで看護管理を評価する　58
3 | 看護管理状況を評価する　59
4 | 看護管理者のための行動評価シート　69
5 | 看護管理上の課題解決と看護管理能力の向上支援　73

資料　地域密着型病院の看護管理状況評価シート（状況評価シート）　76
資料　地域密着型病院の看護管理行動評価シート（行動評価シート）　88

第2部　看護管理能力向上—取り組みの実際—

1 PFM導入に伴う組織変革
8段階の変革プロセスに沿って　98
川畑いづみ

2 eラーニングと参加型リフレクション研修の導入による次世代の看護管理者育成　104
原 陽子

目次

3 ワクワク感を意識したマネジメントで
看護の質改善と組織変革をめざす　109
高橋素子

4 グループ病院での人材育成について
それぞれの価値観、特長、強みを大切に考える　114
田家好美

5 看護倫理の研修を基盤として
新人看護職や看護補助者への教育体制を整備　120
亀井とく子

6 生き生きとした魅力ある看護部づくり
働き続けることができる施策を次々と実行中　125
髙須久美子

7 看護職が「つながり」「つなぐ」
温かい地域包括ケアを暮らしの場所で実現する　132
永久教子

8 「看護ネット」を核とした看護管理者支援
大分県・大分県看護協会・大分県立看護科学大学による
協働の取り組み　137
福田広美・村嶋幸代

9 看護管理者にしかできない役割を
異なる職種、部署、施設、事業体をつなぐ　144
島田永和

第1部

看護管理能力向上の指針

1 地域密着型病院の看護管理者に求められる能力・役割

手島 恵

　平成26年度に、地域密着型病院の中で先駆的な取り組みをしている施設の看護管理者を対象としたインタビューを行い、その分析結果をもとに、地域密着型病院の看護管理者に求められる能力や役割についてまとめました。

1　地域密着型病院の看護管理が地域の健康をつくる

　日本は世界に類を見ない少子超高齢社会を迎えました。人々が病気や障がいをもっても最期まで望むところで暮らし続けることができる地域包括ケアシステムづくりがヘルスケア政策の中心に据えられ、日本中のいたるところで社会のあらゆる分野の専門家と住民とが手を組んで取り組みをはじめています。

　日本の病院数は8,412施設、そのうち82.2%が300床未満の病院です（平成29年厚生労働省医療施設調査）。これらの病院は、地域で人々の暮らしに寄り添って健康を支えています。そしてこれからの日本においても、特定機能病院や大規模急性期病院と連携して、重要な役割を果たすことが期待されています。生活の場に近いところに位置する医療機関として、健康づくり、治療・リハビリテーション、そして看取りを含めて、社会にどのように貢献することができるのか、どのような役割を果たすことができるのか、柔軟に新しい役割と機能をつくりだしていかなければなりません。

　地域密着型病院には多様な設置主体がありますが、大規模病院と比較し病床数あたりの医師数、開設診療科数が少なく、看護職員が中心となってその機能を果たしています。

　このことは、地域密着型病院における看護管理の重要性を示しています。看護

管理者が地域の人々の健康ニーズをとらえ、看護職員の一人ひとりの力を活かして質の高い看護サービスを、近隣の保健医療福祉施設と連携しながら生み出すことで、地域の人々の健康や生活の質は大きく向上する可能性があります。
　地域密着型病院の看護管理者にとって大切なことは、自分が「地域の住民の健康を担う病院」の看護管理者であることを自覚し、その責任を果たしていくことです。

2　小規模、多様性という組織の特徴をプラスへ転じる看護管理

　地域密着型病院の看護管理は、大規模病院とは異なる特徴があります。まず、先に述べたように病院が人々の暮らしが行われる場にあることから、常に生活を視野に入れた看護をめざす必要があります。人々との距離が近く生活や家族のことが見えやすいという利点をうまく活用して、退院後の療養だけではなく健康増進や疾病予防の観点からもきめ細かな看護を行うことが求められます。
　そして医師が少ないことから優れたフィジカルアセスメント力を発揮し、病態を総合的に把握して危機的状況を回避したり、迅速に対応したりするなど的確な臨床実践を行うことが看護に求められます。看護管理者は、こうした看護が行えるように人を育て、活かす環境を整えていく必要があります。
　一方、看護が行われる現場を見ると厳しい現実もあります。大規模病院のように大量の新卒者が入職することはほとんどなく、年度途中での退職や休暇取得によって生じた欠員を埋めることは容易ではありません。働くスタッフは教育背景、経験、能力、そして仕事への動機や勤務継続の意識もさまざまです。
　キャリアを高めたい人、子育てや家庭優先だけれども看護の仕事を続けていきたい人、生活の糧が得られればいいと考えている人、こうした人々の思いを一つに束ねていくことは大変なことです。決して一律な対応で束ねていくことはでき

ません。
　さらに限られた数の看護職員で、病床運営、医療安全、業務改善、患者サービス向上、医療連携など多様な病院運営上の課題を担っていかなければなりません。
　地域密着型病院の看護管理は、小規模、多様性という組織の特徴をいかに特長としてとらえプラスに転じていくかが求められます。

2 地域密着型病院の看護管理 4つのポイント

吉田千文

　看護職員が定着し、よい看護を行っていると評価されている地域密着型病院の看護部門責任者を対象に行ったインタビュー調査において、地域密着型病院の看護管理者に求められる視点や管理方法の工夫が明らかになりました[5]。

　ここではその調査結果をもとに、地域密着型病院の看護管理者が看護管理を行う上でのポイントを述べます。ここで述べる看護管理者とは、看護部長のように組織のトップマネジメントを行う職位にある看護職を示しています。

　地域密着型病院の看護管理のポイントは、大きくは次の4点にまとめられます。

> 1　スタッフの身近にいて一人ひとりが力を発揮し成長していけることをめざす
> 2　組織の中で看護職が専門職としての機能を発揮できるようにする
> 3　看護管理のぶれない軸をもつ
> 4　多様な人とつながり、自ら仕事の経験を通して学ぶ

　これら4つのポイントのそれぞれには、以下のようにいくつかの具体的な方法を整理することができました。

1　スタッフの身近にいて一人ひとりが力を発揮し成長していけることをめざす

> ❶一人ひとりのスタッフを大切にし、民主的で安心できる信頼関係を築く
> ❷スタッフそれぞれが、「看護が楽しい」と感じて働けるようにする
> ❸看護の仕事にどんな能力が必要かを考えて、辛抱強く育てる
> ❹多様なスタッフを大きなまとまりでとらえてみる

> ❺スタッフが辞めないで働き続けることの大切さを理解し働きやすい職場をつくる
> ❻スタッフの成長を信じて、地域で人を育てる

2　組織の中で看護職が専門職としての機能を発揮できるようにする

> ❶組織を大きな（マクロの）視点でとらえ、この病院で仕事をする意味をつむぐ
> ❷看護職が最大限能力を発揮できるように人材の配置を行う
> ❸多職種の中で看護専門職の能力を発揮する仕事の仕方をつくりだす
> ❹実践経験を通してスタッフを育てる教育者の役割を果たす
> ❺実践の場でマネジメントができる看護管理者を育てる

3　看護管理のぶれない軸をもつ

> ❶病院の理念に基づく看護を提供することを常に考える
> ❷自分を信じて毅然と意思決定する
> ❸スタッフに語れる確固とした看護観をもつ
> ❹人を大切にする

4　多様な人とつながり、自ら仕事の経験を通して学ぶ

　地域密着型病院の看護管理の4つのポイントと方法について、それぞれ事例を紹介しながら説明します。

1 スタッフの身近にいて一人ひとりが力を発揮し成長していけることをめざす

❶一人ひとりのスタッフを大切にし、民主的で安心できる信頼関係を築く

　地域密着型病院の看護スタッフの多様さについては、先に述べましたが、その病院で働く理由も看護を職業としている理由もそれぞれに異なっています。皆が専門職としての自覚をもって患者中心の姿勢をもっているとは限りませんし、また自分の実践能力を高めていきたいと考えているとも限りません。

　一方で経営資源が潤沢とはいえない地域密着型病院にとって一人ひとりのスタッフは貴重な財産です。仕事に対してさまざまな価値観をもっているスタッフをまとめて、地域社会から期待される役割を果たしていくためには、看護管理者が一人ひとりのスタッフにとってよき理解者となり、安心でき信頼できる存在になる必要があります。

　自分の人生を一生懸命生きている彼らが、何を大切にしてどんな人生を送ってきたのか、どんな夢を描いて生きているのか、一人ひとりのよさを活かすためには、スタッフをよく知ることが必要です。そしてスタッフたちが、自分たちのことを知ってくれている、自分たちのことを理解し受け止めてくれている、自分たちと一緒に行動してくれると、安心して看護管理者に自分自身を語ることができる関係を育て維持していく必要があります。

　こういった関係をつくり上げるのに大切なことは、まず「縁あってこの病院に来てくれた」「仕事の場として選んで働いてくれている」とスタッフとともに働けることに感謝の気持ちをもつことです。そして、日頃からスタッフと近い距離を保って、スタッフへの関心や思いを言葉や行動で示し続けることです。

　病院内のラウンドの際に直接声をかけて近況を聞いたり、休憩室をのぞいて共通の趣味の話をしたりと、対話の機会を努めてもつことが大切です。またスタッ

フとともに研修に参加し、対等の立場で学んだり、レクリエーションのようなプロジェクトにスタッフと一緒に取り組んだりすることで、仕事をする中で関係づくりを行うことができます。

こうして一緒に仕事をすることを通して看護管理者が示す振る舞いや言葉で、看護管理者の人柄や何を大切にしているのかを知ってもらうことができます。こうした活動は病院の規模が大きくないからこそできることでしょう。

スタッフは看護管理者の言動から自分たちへの否定的な評価を敏感に感じ取ります。看護管理者が職位パワーや権限を不適切に使ったり、経営者におもねったりといった行動をすれば不信感を抱かれます。

謙虚で誠実であること、そして公平であることは信頼されるリーダーのきわめて重要な要件です。スタッフが看護管理者を自分たち看護職のリーダーとして認められるように日々の行動を重ねて信頼関係を築いていくことが大切です。

❷スタッフそれぞれが、「看護が楽しい」と感じて働けるようにする

少ないスタッフでより大きな成果を上げていくには、それぞれがもつ力を最大限に発揮できるような看護管理が大切です。スタッフがやりがいをもち、看護が楽しいと感じて働いていることが、よい看護ケアを提供するための基盤になります。そしてスタッフが看護を楽しいと感じていることは、定着につながっていきます。看護が楽しいと思えるような、多様な仕掛をつくることが大切です。

例えば、スタッフが自分たちの行った行為が患者のよい変化につながったことがわかり、行為の意味づけができると、とてもうれしいですし看護が楽しいと感じられます。そしてこのことが次の患者ケアに活かされていきます。事例検討はそういう意味でとても有効です。また、自分自身も楽しみながら人を楽しませ喜ばすようなことを意図的に仕事の中に取り入れるのもよいアイデアです。

スタッフが楽しいと感じることはそれぞれに異なっています。同じことを強いるのではなく、それぞれがやりたいと思うことを表現でき、それをできる範囲で

やれるように時間や場所、費用の面などで支援していくことが大切です。

　仕事と生活にメリハリをつけることも、楽しく働き続けるためには重要なことです。ある看護部長は、「有給はスタッフの権利と考えて、消化率100％になるように奨励する」と話していました。休暇で満たされたエネルギーが創造的な看護を生み出すという好循環が期待できます。

　有給をとることを前提に業務計画を考えること、そしてできるだけ有給をとれるような職場の雰囲気をつくることが求められます。こうした取り組みは、できるだけスタッフとともに知恵を出し合い、楽しみながら行えるとよいでしょう。

❸看護の仕事にどんな能力が必要かを考えて、辛抱強く育てる

　大規模病院では専任の教育担当者を配置して院内教育制度をつくり、看護師の能力を段階的に育てていくかかわりをしています。しかし、地域密着型病院では同じように人を配置することが難しいのが現状でしょう。

　教育のしくみを考え、それを運用していく力をもった人材が必ずしもいるとは限りません。看護管理者が人事・業務全体を見ながら、教育にもかかわる必要があるところが多いと思います。このような状況の中では、できるだけ効果的に、効率的に人を育てる方法を工夫する必要があります。

　ある看護部長は、問題解決思考の学習を採用時の教育から取り入れ、採用後もさまざまな問題解決技法について体験を通して繰り返し学ぶ機会をつくっていると語っていました。それは、問題解決思考は看護過程の展開、業務改善を含めて看護師として仕事をしていく際に中核となる能力の一つだと考えているからです。この病院ではこうした教育的かかわりを続けていくうちに、日常のカンファレンス、インシデントへの対応、あるいは何か問題が生じた時に、スタッフや主任たちそれぞれが、看護管理者にいわれなくても学んだ技法を自ら使って話し合い、解決できるようになってきたということでした。

　看護に必要な知識や技術は膨大で、これらを網羅した教育を短期間で行うこと

は不可能です。自分の病院で行いたい看護をスタッフが実行できるようになるためにはどのような能力が必要だろうか、最も基盤となるあるいは中核となる能力は何か、そしてそのような能力はどのように育てられるだろうかと考えることの大切さを示しています。

　また、多様な人材が制限のある時間帯で仕事をしています。常勤の人だけに研修の機会が保証されるという病院もあるようですが、安全と安心の保証につながる能力を獲得、維持させることは、免許の種類や常勤、非常勤にかかわらず管理者の責任として行わなければなりません。

　ある病院では、倫理月間を1年に1か月と決め、同じ研修を期間内に4回実施し、大切な価値観がすべてのスタッフに浸透するように工夫しています。感染管理、安全、患者中心のケアなど、医療の中で核となる研修については、すべてのスタッフに知識と能力を身につける機会を保証できるようにする必要があります。

❹多様なスタッフを大きなまとまりでとらえてみる

　多様なスタッフの一人ひとりを理解し、きめ細かに対応することは、人材が限られた地域密着型病院の人材管理において基本です。

　多様なスタッフであっても、キャリア発達の視点から見てみると大きなまとまりとしてとらえることもできます。例えば、独身で制約がなく集中して仕事をして能力を高めることができ、またプライベートも楽しみたいグループ、子育てのために私生活を第一にしなければならないグループ、子育ては終了し制限はないけれど体力と集中力が落ちてきているベテランのグループ、60歳を過ぎても働いてくれるグループなどです。

　ともすれば看護管理者は、仕事に集中し自分の能力アップにも熱心なスタッフを高く評価しがちです。しかし、これらのグループごとに何を大切にして働いているのか、どうしたら楽しく働けるのかを考えて、それぞれに合った対応をとることは、効果的に人材を活かすことにつながります。また、それぞれのグループ

が強みと弱みを補完し合いながら、一つのチームとして効果的に機能できるような組織づくりにも活用することができます。

❺スタッフが辞めないで働き続けることの大切さを理解し、働きやすい職場をつくる

　地域密着型病院において、人材の確保はとても困難な課題です。一人ひとりのスタッフが働き続けてくれることがとても大切です。結婚、出産、子育て、介護、あるいは進学といったキャリアにおけるライフイベントにおいて離職せずに働き続けられるように、きめ細やかに対応することが必要になります。

　保育環境が充実していたり、有給取得率が比較的高かったりすることが地域密着型病院の特長としてあげられています。

　短時間正社員制度や日勤だけの常勤職など、規模が小さく小回りの利く組織のメリットを活かして、いろいろな働き方ができるように制度をつくること、スタッフにも多様な働き方を奨励して、休暇後のスムーズな復職を支援することなども検討することができます。

　ある病院の看護管理者は、介護を理由に退職する人が増えないよう、高齢の親と一緒に車で出勤し、病院のデイケアセンターで一日を過ごせるような工夫を考えていました。限られた資源をどのように活用して、これからの時代に備えるか、働きやすい職場を創造的に考え、その知恵を共有していけるとよいと思います。

　短時間で働くスタッフがいると他のスタッフに負担がかかり不満がでることもあるでしょう。しかし、産後休暇や育児休暇の後に復帰したいと思える職場は、とてもよい職場です。そのことをスタッフ全員に伝え、互いに支え合えるような職場風土をつくることが必要になります。

　結婚や妊娠・出産を全員で祝福し、いろいろな働き方をする人が互いに支え合って一緒に働き、よい看護を生み出す。そういう職場づくりをめざすことが必要でしょう。そのためには、まず一人ひとりが大切にされていると感じられるよう

に対応すること、スタッフ間のよりよい関係の芽を見つけて肯定的なフィードバックを行い、大切に育てていくことが大切です。

❻スタッフの成長を信じて、地域で人を育てる

　地域密着型病院では診療科数が少なく、行われる治療も限定的ですので、スタッフが経験できることは限られています。もっと経験を積みたい、もっと能力を高めたいという思いを抱く人がいるのはもっともなことです。

　一人でも人員は欠けてほしくないところですが、そういったスタッフへはむしろ背中を押して送り出すような度量が看護管理者には求められます。

　「この病院では、子育ての時にはお世話になりますけど、子どもが大きくなったら、もっと大きな病院で働きたい」というスタッフの言葉にがっかりしたと話してくれた看護管理者がいます。「せっかく、こんなに支援したのに」という気持ちはよくわかりますが、これからは地域で人を育てる時代です。

　そのスタッフが大規模病院で、これまで働いていた地域密着型病院のよさを語ってくれたら、大規模病院から、この病院に魅力を感じた看護師が移ってきてくれるかもしれません。

　看護という仕事が続けられないという辞め方にならないよう、キャリアが続くように、地域の病院で連携しながら人を育てるという発想につながるとよいと思います。こうしたスタッフを大切にする看護管理は、スタッフの看護管理者や病院に対する感謝や信頼を育て、温かい職場風土へと発展していきます。

2 組織の中で看護職が専門職としての機能を発揮できるようにする

❶組織を大きな（マクロの）視点でとらえ、この病院で仕事をする意味をつむぐ

　スタッフとの近い関係を保ちつつ、一方で組織を大きな視点でとらえることも必要です。

　規模の小さい病院には、経営の上で診療報酬や消費税の改定などの社会情勢の影響を受けやすいという特徴があります。しかし困ったことに医療法人立病院や個人立病院のような看護部門にはそうした情報が入ってきにくいことがあります。社会で何が起こり問題となっているのか、どのような方向へ向かっているのか、自ら新聞や専門雑誌などを駆使して情勢をとらえる必要があるのです。

　その上で自施設がこの地域で果たす役割を考え、看護部門の責任者として病院の経営のあり方へ発言していくこと、スタッフがこの病院での仕事の意義を理解し誇りをもって働くことができるように経営を考える視点が必要です。

　例えば、経営側から入院基本料算定基準をもとにベッドの効果的な運用を行うため、患者の転院や退院を迫られることがあるかもしれません。この時、看護管理者には経営の視点だけではなく、この地域の患者や家族に寄り添い、何が最善なのかを考える視点が必要です。

　何代にもわたって、「この病院じゃないと」と通い続けてくれている地域の方々の期待にこたえる病院であり続ける努力が必要です。そのためには、今の時代が求めていることは何か、アンテナを高くしてキャッチすること、そして、そこで仕事をするスタッフ一人ひとりが、地域の皆様の健康を守る仕事に誇りをもって取り組めるよう、看護管理者は、この病院で仕事をする意味をつむぐ、大切な仕事をしていると確信できるよう支援することが必要です。

経営の視点と患者の最善を考える視点とが対立することはよくあることです。この対立状況の中で、仕方がないことだとどちらかに目をつぶってしまうのではなく、どうやったら双方の折り合いがつくのかを粘り強く探っていく姿勢が求められます。

❷看護職が最大限能力を発揮できるように人材の配置を行う

　看護組織では、新しい考え方や業務改善に抵抗を示すインフォーマルなグループが形成されたり、他者の失敗や欠点ばかりを見つけ、とがめたり嫌味をいったりと協調的な関係形成を阻害する看護師がいて、職場のモラルが低下することがあります。

　地域密着型病院では規模が小さいために、こうした職場の雰囲気の悪さが病院全体に影響を及ぼします。よい職場風土をつくるためには、タイミングを見計らいながら意図的に人の配置を替えていくことも重要です。

　配置転換はスタッフ本人にとっても新しい実践能力を身につけたり、潜在的にもっていた力を開花させたりする成長の機会でもあります。欠員の不足を埋めるということだけではなく、人材を適材適所で活用し育てる視点で配置を考える、異動する人に次の場所で期待している仕事の内容を伝えるのは、看護管理の重要なポイントです。

❸多職種の中で看護専門職の能力を発揮する仕事の仕方をつくりだす

　地域密着型病院の中には、介護職やリハビリ職、あるいは事務職などが病棟に比較的多く配置され、多職種チームで仕事を行っているところもあると思います。こうした多職種チームの中で看護職が本来果たすべき役割をきちんと果たしていけるようにすることは、とても大切なことです。

　看護職の業務のうち、療養上の世話については、介護職やリハビリ職との業務の重なりがある部分で、看護職が専門職として果たすべき役割について自覚し積

極的にその役割を果たそうとしなければ、他の職種の仕事となり、他職種から使われる存在になってしまいます。

　スタッフの中には、看護職としてのアイデンティティが十分に育たないまま経験を積み、和気あいあいとやることがよいことと考えている人もいます。看護管理者は現場での業務遂行状況をよく把握して、看護専門職が力を発揮していけるようにスタッフを指導し、多職種との関係を調整することも必要になります。

　術後の離床援助を例に説明します。ベッドからの離床動作についてリハビリ職はどのように身体を使うと安全に安楽に立位になれるのかをよく知っています。リハビリ職が多く配属されている病棟では、術後の離床や歩行訓練にリハビリ職が積極的にかかわり看護職が知らない間に歩行が進み退院を迎えるということが生じています。

　しかし、術後最初の離床は循環動態の変化が起こりやすく離床が可能かの判断は看護師の専門的な判断が必要です。また離床後に歩行距離を拡大していく過程は、患者のセルフケア能力の支援にかかわる看護の重要な援助です。看護計画の中に組み込み、意図的にかかわっていくことの大切さをスタッフに気づかせなければなりません。

　排泄のケアについても同様のことがいえます。オムツの交換を介護スタッフの業務としている施設があります。しかし排泄は人間の尊厳とQOLにかかわる重要な生活機能です。看護職が生理解剖学的な知識を活用し積極的に関与することで尿失禁が改善し、トイレでの排泄が可能になり、加えて皮膚トラブルが改善し爽やかな気分で過ごすことができるようになることもあります。

　看護職が他職種とともに協働しつつ専門職の能力を発揮していく仕事をつくりださなければなりません。そうでなければ他職種に任せきりになって次第に頼るようになり、看護職の実践力が低下して関与できなくなるということになりかねません。看護職が職場のさまざまな人から敬意をもって接してもらえたり、誇りをもって仕事をするためには、看護職自身が専門職としての能力を十分に発揮し

ていくことが必要です。

　看護管理者が看護の現場で行われていることをとらえ、具体的に指示をしたり助言をしたりすること、また必要に応じて他職種、他部門と交渉していくことが必要になります。

❹実践経験を通してスタッフを育てる教育者の役割を果たす

　スタッフの中には患者の立場に立って考えることができない共感性が低い人がいます。また看護倫理についての教育も不十分なために、倫理的な判断力が育っていないスタッフもいます。そのため、ナースコールを頻回に押す患者に対して「あの人はわがままだからナースコールには対応しない」といった不適切な対応が行われていることがあります。また、その部署で長年行われてきた不適切な業務の仕方が当たり前のように行われていることもあります。例えば、口腔ケアや整容へのケアが後回しになっているといったことです。

　看護管理者は、現場でスタッフがどのような看護を行っているのか現実を把握する必要があります。病棟に出向いてスタッフの仕事ぶりを見たり、ベッドサイドに行き患者に話しかけることで、歯垢や舌苔が厚く付着していたり、ひげが伸びていたりということに気づくことができます。

　地域密着型病院には、いろいろな経験をした看護職が集まっていますので「今まで勤めていたところは、このやり方だった」「どうして、この方法はダメなのか」「根拠を教えて」というようなことがいさかいのもとになることもあります。

　不適切な看護アセスメントや対応に対しては、看護管理者が現場で教育者としての役割を果たすことが求められます。口腔ケアの重要さをスタッフがわかるように説明し、自らケア方法を示すことが必要になる場合もあるでしょう。また患者はなぜナースコールを押すのか、患者の思いや考えにスタッフが関心を向けられるように導きます。そして患者のニーズを先取りした看護ケアを行うことで患者はナースコールを押して看護師を呼ばなくてもすむのだという気づきが生まれ

るようにかかわっていきます。

　ある病院では、患者さんの自律性を大切にするために、「今日はどの洋服を着ますか？」と、何着かのシャツを患者さんに見せて決めてもらうことを大切にしています。ひと手間かけても、「患者さんを中心に考える（尊厳の尊重）」というような、その組織で大切にしていることを、いろいろな機会に、わかるように伝えていくことが、多様な価値観や背景をもっている人たちが集まって仕事をしていくためには重要です。

　このような教育的かかわりを繰り返すことは、スタッフが実践を通して学ぶことを支援することになります。患者というのはどういう存在なのか、患者を理解するにはどういう姿勢で向き合えばいいのか、そういった看護の基盤となる考え方や態度を習得することで、看護実践を倫理的な実践へと向上させていくことが可能になります。

❺実践の場でマネジメントができる看護管理者を育てる

　地域密着型病院の看護の場は看護の対象となる住民とスタッフの多様さが関連し合って、非常に複雑な様相を示しています。

　こうした複雑な場では、決められたことを決められたように行っていくのでは対応できないことが多々あります。その場、その場で何が最善なのかを考えて行動していくことが必要です。

　スタッフがそれぞれの状況の中で考えて看護ケアを行っていくことができるようにするためには、スタッフがのびのびと考え行動することを認め、励ます形の看護管理を行います。指示の遵守を求めるのではなく、自ら考えて主体的に行動することを勧める看護管理です。安全ばかりを強調すると患者の行動もスタッフの行動も拘束することになります。時にはリスクをとって一歩踏み出すことを後押しすることも必要になります。

　こうした看護管理は、看護部長だけではなく、各看護チームで行われていくこ

とが必要です。すなわち、看護師長、主任、スタッフの看護管理能力を育てていくことです。

それには2つの方法があります。一つはマネジメントやリーダーシップについて理論を系統的に学ぶこと、そしてもう一つは現場での実践経験を通して学ぶことです。

前者は院外で行われている看護管理者研修の受講機会をつくることや、院内教育に看護管理について学べるコースをつくることで可能になります。看護部長が講師になって定期的に勉強会を行っている病院もあります。

後者は経験学習を促進する機会を意図的につくることで可能になります。例えば経験をノートに記述することを勧めたり、看護部長との面接や看護師長同士が話をしたり聞き合ったりする場をつくるといったことです。ある病院では、看護師長が管理業務に集中できるように管理室をつくったところ、そこの場所が看護師長同士が現場の問題についてアドバイスをし合ったりストレスを受け止めたりする相互学習・支援の場になったということでした。

院内教育はスタッフの臨床実践能力に焦点が当たりがちですが、スタッフレベルからマネジメントやリーダーシップの教育を取り入れ看護管理の力を向上させていくことが必要です。

3　看護管理のぶれない軸をもつ

❶病院の理念に基づく看護を提供することを常に考える

地域密着型病院の看護管理者は、荒れ狂う大海の中を進む小舟の船頭に例えることができます。変動する社会情勢の中で組織を継続し、よりよい看護を提供し続けなければなりません。いろいろな状況に出会った時に、物事を整理し判断する基準をもつことは、遭難せずに航海し続けるために重要です。

判断する基準とは、病院の理念に立ち戻ることです。「地域の人々の幸せのた

めに」という理念があれば、何が地域の人々にとっての幸せになるのか、自分たちが進もうとしている方向は地域の人々の幸せにつながるのか、そう自分に、あるいは看護師長を含むスタッフたちに問いかけます。

病院の経営会議でも同じことがいえます。病院の理念は全部署共通の指針です。看護部長自ら発言し理念に基づいた判断がなされるよう議論を導くことが求められます。

❷自分を信じて毅然と意思決定する

地域密着型病院の中には、理事長や院長あるいは事務長の力が強く看護管理者に従順であることを求めるところもあります。しかし看護管理者は病院の看護・医療の質の鍵を握る重要な位置にいます。看護部門が病院で担っている役割と責任、そして自分自身の立ち位置を認識し、意思決定に参加していくことが必要です。

また看護部門内のマネジメントにおいても、スタッフに対して受容的に接するだけではなく、組織全体の統制や本人の成長を考え厳しく対応することも必要になります。毅然と意思決定して対応するために必要なことは、確固とした看護観と経営の指針となる病院の理念の深い理解を基盤に自分自身を信じることです。そして、多角的な視点から情報を緻密に集めて状況をできるだけ正確にとらえることが大切です。

的確な決断をすること、これは看護管理者にとってきわめて重要です。

❸スタッフに語れる確固とした看護観をもつ

大規模病院と比較して、地域密着型病院ではスタッフとの距離が近いことから、言葉や行動として表現される看護管理者の看護観はより大きくスタッフに影響を及ぼし、看護部門全体で提供する看護のスタイルをつくりだすことになります。

地域密着型病院の看護管理者は管理者である以前に、倫理観を体現する優れた

看護職でなくてはなりません。そしてスタッフとともに看護実践を通して常に自身の看護観を問いなおし学び続ける存在である必要があります。

❹人を大切にする

「新人の頃、院長に助けてもらったことがあって、私はこの病院に骨を埋めると決めています」と語ってくれた看護部長がいました。その時の経験が彼女の管理観を支えているのではないかと思います。

その病院では、既卒者が就職後数か月して心を病んでしまった時、復職後は、院内研修と称し、その人にできること（外来の注射担当）をしながら、仕事の自信を取り戻すまで待っていたそうです。その結果、病棟に復帰することができたということでした。

少子化や人口減少が進む中、「人を大切にする」ということを、もう一度よく考えてみたいと思います。大切にされた人は、この部長のように、次の世代の人に対しても、本人の成長の可能性を信じてかかわることができるのかもしれません。

4　多様な人とつながり、自ら仕事の経験を通して学ぶ

地域密着型病院の看護管理者の中には、看護管理や経営についての教育を受けないまま管理職になった人もいます。また看護管理の研修を受講したいと希望しても病院長や事務長の理解を得られないところもあります。知識がない中でトップマネジメントを行うことほど不安なことはないと思います。また知識がないことは人を無力にさせます。何がよいことなのか、どうしたらこの状況を解決できるのかを自ら考えることができませんから、人の指示に従っていることしかできないのです。

ある地域密着型病院での出来事を例に示します。退職者が多く職務満足度が低

いという状況が生じていましたが、看護管理者は労務管理についての知識がなく、すべて事務長に任せきりでした。しかし、ワークライフバランス事業で労務管理について学習したことを契機に看護管理者は多様な勤務形態のアイデアを思いつき事務長との交渉を経て制度を新設することができました。

　優れたマネジメントをしている地域密着型病院の看護管理者に共通していたのは、仕事の上で必要とされる知識や技術をもつ人に、謙虚にそして一生懸命に教えを求め学んでいたことでした。また、近隣の病院の看護管理者との交流を自らもって、教え教えられる関係を築いていました。多様な人とつながって自ら学んでいくことが大切といえます。

3 看護管理者に求められる能力と教育支援

志田京子

　地域密着型病院の看護管理者に求められる能力を明らかにするために、平成26年度に地域密着型病院（300床未満）の病院長、事務部門責任者、看護部門責任者を対象に全国調査を行いました。

　その結果を紹介しながら、地域密着型病院の看護管理者に求められている能力と教育支援について報告します[6]。

*病院長、事務部門責任者、看護部門責任者の3者に共通する内容は、緑色の文字で表中に示します。

1 看護管理者が継続的に教育を受けるために行っている支援

　図1で示すように、「看護管理者が継続的に教育を受けるための支援」についての質問に対し、「ない」と回答している者が半数以上を占めており、地域密着型病院では看護管理者への教育支援の機会が豊富にあるとはいえない実態がわかりました。

2 支援がない、行えない理由

　教育支援がない理由として、3者共通に認識していることは、「余裕がない」ことと「しくみがない」ことという意見でした（表1）。

　「余裕がない」とは実働勤務以外に研修に割く時間がないことや、穴を埋める余剰の職員がいないことであり、「しくみがない」というのは、何をめざしてど

のように教育をしていくか、人材の選定方法、用いる支援方法などがないことを意味するものと思われます。

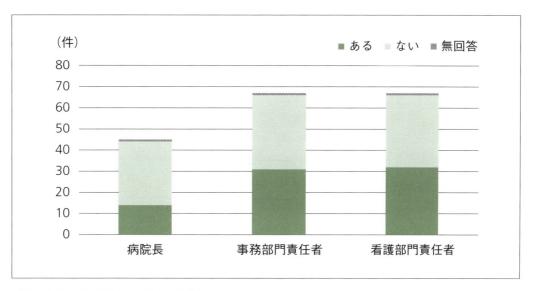

図1｜看護管理者への教育支援

表1｜役職別支援がない理由

	病院長	事務部門責任者	看護部門責任者
余裕がない	●	●	●
しくみがない	●	●	●
計画・予算がない	●		●
主体的に行うものだと思う（から必要ない）	●		●
人材がいない	●		
問題意識がない	●		
例がない	●		
任命したときにしている（から必要ない）		●	
経営者の理解がない			●

3　看護管理者の能力向上のために望む支援

　役職者別に看護管理者の能力向上のために望む支援をまとめました（表2、表3）。内容は、内部環境改善項目、研修ニーズ、具体的な支援策に分かれました。院内を対象とした望む支援で3者が共通して認識していたのは、内部環境改善項目として、①多職種協働によるコミュニケーションの円滑化、②段階的管理者育成システムの構築、③人材登用、の3点でした。具体的な支援策としては、外部講師の定期的派遣でした。

　一方、院外を対象とした望む支援で3者共通して認識していたのは、具体的な支援策としての、①職能団体からの支援でした。このように、看護管理者育成のためのシステム構築に対し、支援してくれるような外部講師を求めているという共通の認識が経営幹部にはあることがわかりました。

4　人材育成上の課題

　組織における人材育成上の課題についての質問に対する自由記述回答を分析したところ、表4のような結果となりました。管理職者を含めた看護職員全体の育成システムの構築、人材確保や定着支援についての課題を経営幹部は共通してもっていることがわかりました。地域密着型病院の看護管理者への教育支援の重要なポイントとして、次のようなことがあげられます。

- 臨床の現場からなるべく離れることなく、教育の機会が得られる。
- 臨床の現場で求められる能力やスキルに着目し、継続的に活用できる教育内容を考える。
- 看護管理者育成のための教育体制の基盤づくりを一緒に考える。

表2 院内を対象とした望む支援

		病院長	事務部門責任者	看護部門責任者
内部環境の改善	多職種協働によるコミュニケーションの円滑化	●	●	●
	段階的管理者育成システムの構築（病院全体）	●	●	●
	人材登用（指導者の配置）	●	●	●
	幹部管理者間のコミュニケーションの円滑化	●		●
	看護管理者間のコミュニケーションの円滑化	●		
	教育体制（安全な医療提供）	●		
	経営的視点での業務改善		●	
	方針の明確化			●
	学習を発表する場をつくる・情報共有			●
	組織体制の見直し（副院長、副部長の設置を含む）			●
	適切な能力評価			●
研修ニーズ	組織の役割		●	
	メンタルヘルス		●	
	問題解決		●	
	動機付け		●	
	意識改革		●	
	OJTの理解・人材教育			●
	管理に関する事例検討			●
具体的な支援策	管理職のストレス緩和・コンサルテーション			●
	外部講師の定期的派遣	●	●	●
	時間・費用の確保・支援（外部研修、院内研修）		●	●
	通信教育の活用		●	●
	進学支援			●

表3 院外を対象とした望む支援

		病院長	事務部門責任者	看護部門責任者
研修ニーズ	他院連携・見学	●		
	リーダーシップ	●		
	病院の方針実践	●		
	労務管理	●		
	人材定着	●		
	情報収集	●		
	トラブル対応	●		
	意識改革・チャレンジ意識		●	
	今日の医療情勢		●	
	医療と介護の関わり		●	
具体的な支援策	職能団体からの支援	●	●	●
	大学からの支援	●		●
	費用・時間の助成		●	●
	国・自治体からの支援	●		
	他機関・業界との交流会	●		
	研修の利便性の確保			●
	段階別研修の義務化			●
	長期研修への参加支援			●
	相談ネットワークの整備			●
	部長同士の交流の場の設定			●

表4 | 組織における人材育成上の課題

	病院長	事務部門責任者	看護部門責任者
育成システムの構築	●	●	●
人材確保・定着支援	●	●	●
管理者の早期育成・役割意識の向上	●	●	●
看護師の高齢化	●	●	
優秀なところを伸ばす	●		
倫理性の修得	●		
中途採用者の指導と管理		●	●
指導方法・人材育成		●	●
意識改革(管理者育成への意識)		●	●
ストレス解消・メンタルサポート		●	●
人間関係の構築・社会人としてのマナー		●	●
コミュニケーション能力		●	
部門ごとの連携		●	
経営的視点・広い視野をもつ		●	
研修へのアクセス		●	
時間の確保			●
予算の確保			●
院外研修支援のなさ			●

5 看護管理者に必要な能力

表5の53項目は看護管理者の能力測定尺度に示されている項目です[7]。病院長、事務部門責任者、看護部門責任者の3者に、看護管理ならびに人材育成に必要な能力をこの53項目から選ぶように質問した結果を表6、表7にまとめました。

3者に共通した項目を緑色の文字、2者に共通した項目には、文字に下線を引いて示しました。

人材育成のために必要な能力に対しては、3者とも「効果的なスタッフ配置方略」、「問題解決」をあげており、総合的に必要な能力として、「スタッフ教育」「問題解決」「効果的コミュニケーション」「多職種間の調整」といった項目が2者共通であげられていました。これらの結果は、地域密着型病院の経営幹部たちが看護管理者にどのような能力を期待しているかを示しています。

6 モザイク型職場における看護管理者のマネジメント

地域密着型病院の特徴の一つとして、就業する看護師が年齢層、経験年数、家族背景、雇用形態などについて多様な背景をもつことがあります。多様な背景は、自分の人生にとっての仕事の意味であったり、職場への愛着といったような個々の看護師の価値観の違いにもつながっています。

さまざまな年齢や雇用形態の人々で構成される職場や組織は「モザイク型職場」「モザイク型組織」と呼ばれています（55ページ参照）。日本の労働社会において、多くの業界がこうした職場になりつつあります。

医療の現場とは医師や看護師だけでなく、理学療法士や栄養士など専門領域の異なる職種と協働する場であり、より一層複雑な構造になっています。効果的なスタッフ配置方略とは、そうした多様性の特長を理解し、すべての職員が運営に

表5 | 看護管理能力（Chase, 2012）

1. 業務基準　　　　　　　＊例　看護業務基準	28. 倫理的諸原則
2. ケア提供システム	29. 教授-学習理論
3. ケアの計画	30. 政策の理解と提言
4. 臨床技術	31. 質とプロセスの改善
5. 患者重症度システム　　＊例　看護必要度	32. 法的課題
6. 感染予防	33. 意思決定
7. エビデンスに基づく実践	34. 権力と権限委譲
8. 新しいテクノロジー	35. 職務委譲
9. ケースマネジメント	36. 変化の過程　　　　　　＊例　組織変革
10. 情報システム	37. 対立の解決
11. 監督機関の基準　　　　＊例　法的規制	38. 問題解決
12. 効果的コミュニケーション	39. ストレス管理
13. 効果的なスタッフ配置方略	40. 研究プロセス
14. スタッフ募集方略	41. 動機づけの方略
15. スタッフ定着のための方略	42. 部署の作業と仕事の流れの組織化
16. 効果的な規律	43. 方針と手順
17. 相談の方略　　　　　　＊例　コーチングなど	44. スタッフ教育
18. 実践の評価	45. 時間管理
19. スタッフの人材開発方略	46. 多職種間の調整
20. グループの中での人間関係	47. 費用抑制
21. 面接技術	48. 生産性向上の手段
22. 効果的チーム編成	49. 予算の獲得
23. ユーモア	50. 費用対効果分析
24. 楽観性	51. 部署の予算管理手段
25. 看護理論	52. 財務資源の獲得
26. 経営理論	53. 財務資源のモニタリング
27. 戦略的計画	

（著者の許可を得て手島が翻訳し、日本の現状に合うように＊例を記した）

表6 人材育成のために看護管理者に必要な能力

	病院長	事務部門責任者	看護部門責任者
1位	効果的なスタッフ配置方略	効果的なスタッフ配置方略	効果的なスタッフ配置方略
2位	スタッフ教育	効果的コミュニケーション	問題解決
3位	問題解決	問題解決	スタッフ定着のための方略
4位	ストレス管理	感染予防	スタッフの人材開発方略 面接技術 意思決定
5位	対立の解決	スタッフ定着のための方略	

表7 総合的に看護管理者に必要な能力

	病院長	事務部門責任者	看護部門責任者
1位	スタッフ教育	問題解決	効果的コミュニケーション
2位	問題解決	多職種間の調整	意思決定
3位	グループの中での人間関係 スタッフ定着のための方略 効果的なスタッフ配置方略	業務基準	経営理論 戦略的計画 多職種間の調整
4位		効果的コミュニケーション	
5位		スタッフ教育	

参画する機会をもち、それぞれの経験や能力、考え方が認められ、活かされるようにすることです。そして組織全体の成果が向上するような方略を検討する能力が求められています。

　違いを活かした効果的な職場づくりのためには、どちらが正しいのか相手と議論するのではなく、お互いに折り合いをつけていく対話型の効果的なコミュニケーションを通じて双方の理解を深め、多職種間の調整をしていく力が必要です。効果的なスタッフ配置方略は看護部門管理者が必要と感じているだけでなく、病院長や事務部門責任者も看護管理者に期待していることが結果から読み取れます。

7　リフレクション（振り返り、内省）

　問題解決能力も3者共通で上位を占めていました。日常のさまざまな問題をどのように整理・定義づけるかということにはじまり、どのような解決策があるかを複数考え、その中からよりよい選択をするという一連の解決過程を実践に活かす能力が求められているといえるでしょう。

　問題解決の技法は、実際に直面している問題に焦点を絞り、解決のプロセスを自ら実践し、リフレクションをすることで、自らの考え方のパターン、態度、行動に気づくことができ、さらなる向上をはかることができます。

4 地域密着型病院の特長と多様性

勝山貴美子

1 対話型の組織改革を ― 違う見方をしてみる

　地域密着型病院では、大規模病院のように多くの新卒の新人看護師が就職し、若い看護職員が看護実践の中心を担うというより、むしろ、子育てをしながら看護のキャリアを継続したい、急性期病院ではなく療養型病院でゆっくり看護をしたいなどの要望をもつ経験豊富で、多様な人材が看護を担っています。

　多くの地域密着型病院は、人材確保や定着、育成システムの構築、管理者の育成などの問題をかかえており、組織改革が求められています。

　これまでは、「組織の問題は何か」に注目をし、それらの原因を考え、改善するための方略や戦略を打ち出し、解決をしていく、いわばマイナスをゼロにしていく「問題解決型の組織改革」に目が向きがちでした。

　しかし本稿では、地域密着型病院がかかえる問題や特徴を、組織の強みや潜在力すなわち特長ととらえる問いかけをしたいと思います。つまり、伝統的な方法とは異なる、組織や人の強みに焦点を当てた「対話型の組織改革」を提案したいと思います。対話型の組織改革を成すためには、マイナスをプラスに変える発想の転換が求められますが、これにより、いきいきとした元気がでる組織改革につながると確信しています。

　地域密着型病院の全国調査の分析や、インタビューにかかわった人たちを中心に、地域密着型病院の特徴について考えました。「足りない、問題だ」という特徴の視点を、違う角度から見る、すなわち「特長、強み」としてとらえなおすと、表8のようになります。42ページ以降で、それぞれの特長について説明していき

表8｜地域密着型病院の「特徴から特長へ」見方の転換の例

特　徴	特　長
施設の規模が小さい 人数が少ない	・変化を起こしやすい ・管理者との距離が近い ・院長との距離が近い 　―実現したい病院像を直接、話し合うことが可能 　―実働しやすい ・全体が見えやすい ・柔軟性がある ・人を育てやすい ・仕事を選ぶ基準（キャリアアンカー）を理解しやすい 　例：給与のために働いている 　　　子育てしながら働きたい 　　　家から近いところで働きたい 　　　看護師としてのキャリアを継続したい 　―各自のキャリアアンカーを大切にして、働きやすさを実現するための方法を検討できる ・他部門と近い 　―事務部門と協働しやすい 　―他部門と協働した人材育成
看護師の離職が多い	・休暇取得率や離職率に振り回されず、取り組んだ内容を客観的に評価する ・離職率より離職理由に着目することで、病院の課題をみることができる ・地域の他の病院と協働して、地域医療を支える人材を循環させる
スタッフの年齢層が高い	・経験が豊富 ・若手にとって支援が受けやすい
立地条件（郊外に位置する）	・地域、住民の生活に近い ・住民から顔が見えやすい ・地域の医療・看護の課題（質管理）に取り組むことができる 　例：地域における感染管理のマニュアル作成 　　　地域で協力して地域密着型病院の研修システムを構築
管理者の責任が重い 看護部長を支援する人（副看護部長など）が少ない	・管理者の実現したい病院経営に提案することができる ・多様な人材を統率する面白さ ・ビジョンを打ち出しやすい ・自分を支えてくれる人をうまく活用する ・スタッフや看護師長と対等な立場で一緒になって学び、楽しみ、取り組む民主的でオープンな姿勢 ・看護管理者を育てる面白さ
看護部長の役割が多様 実務を行うこともある	・日常的に顔の見える関係を築くことができる ・実践家としての信頼を確保しやすい ・地域の病院との連携がとりやすい ・現場の課題を見出しやすい

ます。

2 「施設が小さい、人数が少ない」という「特徴」を「特長」へ

❶小さいからこそ、変化を起こしやすい

　施設が小さいからこそ、院長との距離が近く、また、他職種との距離が近いといえます。これは日頃から、実現したい病院像、めざす方向についてフォーマル（公式）・コミュニケーション、インフォーマル（非公式）・コミュニケーションがとれるという「特長」、利点があるといえます。

　大規模病院のように、階層が何段階もある官僚型組織とは異なり、方向性が決まれば「即実行」できるという機動力の高さが地域密着型病院にはあります。

> ● 院長や他職種との距離が近く、変化を起こしやすい
> ● 組織の方向性を決めて、すぐに実行できる

　地域密着型病院には、子育てと仕事のバランスを重視する職員が多いため、そのライフプランに応じた多様な働き方を提案する施設もあります。

　ある病院では、看護職員の勤務時間帯に7時から15時までの早朝勤務を取り入れました。朝は父親が子どもを保育園へ送っていき、夕方は母親のナースが早い時間に仕事を終えて迎えにいくことができるようにすることで、家庭生活とのバランスがとれるようにとの配慮からです。

　保育園には延長保育があり、子どもを長く預かってはもらえます。しかし、小学校に子どもが入学すると学童保育の制度が整っていない地域では、子どものお迎えが必要となります。そのために離職せざるを得ない「小学1年生の壁」が存在します。ここで発想の転換をした病院があります。

子どもを迎えにいけないならば、子どもに母親の働く病院に来てもらえばよいと考えました。そこで、病院の送迎バスを活用することにしました。子どもは小学校の授業が終わったら、病院の送迎バスに乗って病院にやってきて、母親の仕事が終わるまで勉強をしながら待っている。子どもの安全と仕事との両立を実現するために病院の資源を有効に活用した例といえます。

　看護職員の離職理由の一つに「人員不足による忙しさ」があります。忙しさを緩和するために人員を増やそうとしても、人件費もかかりますし、適切な人材が見つからない、応募者が来ない、などの難しさがあります。

　そこで、職員の忙しくなる時間帯を分析してみてはどうでしょうか。午前中の処置や検査、手術室の搬送などの集中する時間だけ、勤務者の人数を厚くするなどの対策や、職場の実態に合わせた変革、働き方の提案ができるのも地域密着型病院ならではの「特長」でしょう。

　働く側も、毎日8時間勤務することは難しいけれど、子どもが小学校に行っている昼間の時間なら時間がとれ、働きたいと思っている人もいると思います。病院が忙しい時間帯だけ1日3〜4時間働くという本人たちのライフプランに応じた働き方を提案し、働く側も働いてもらう側も互恵的な関係を、今までの型にはまらない方法で相談しながら構築していくことが大切です。

❷現場の問題が見えやすい。組織に柔軟性がある

　地域密着型病院は、職員数が少ない。だからこそ、現場の一人ひとりの職員の声が聞こえやすく、現場で何が起こっているのか、敏感に察知することができる環境です。

　起きた問題は、型にはめて片づけるのではなく、現場の職員と対話をしながら、その解決の糸口を職員自身が見つけられるように支援することができるのではないでしょうか。現場で起こった問題なのですから、その問題の原因を職員とともに議論し、解決の道筋をともに考えることができます。

そのような状況の中で、職員は、問題の解決場面に参加できたという達成感をもつことができ、組織の一員として働くことへの動機づけが高まります。

- 職員数が少ないから一人ひとりの声が聞こえる
- 現場で起こっている問題を敏感に察知できる
- 組織の柔軟性が高い

どの病院も人員が少ないので満足に有給休暇をとることができない、という問題をかかえています。これについても発想の転換で、有給休暇のとらえ方を変えてみてはどうでしょうか。有給休暇は職員の権利なのだから、職員が有給休暇を100％とることができるようにするのです。ある病院では、そうすることで「自分はとても大切にされているのだ」と職員が実感することができました。働く時は一生懸命仕事をし、休みはリフレッシュするというメリハリができ、仕事の成果も上がったそうです。

職員の勤務表は管理者がつくっていますが、勤務表は職員のものなのだと考えるとその内容も変わってきます。ある師長は、一人ひとりの職員の顔を思い浮かべながら勤務表をつくるそうです。職員自身が、勤務表づくりに参加をすることで、いろいろな働き方ができる勤務表を作成することもできるでしょう。

「人が足りない」ではなく、「いるメンバーでいきいきと働き成果を上げる組織を自分たちでつくる」という柔軟性をもち、創造的に仕事に取り組むことができるのではないでしょうか。

❸人を育てやすい

地域密着型病院は、職員数が少ないからこそ、職員一人ひとりの顔が見えます。そこで働く意味や価値をどのように考え、自身のキャリアをどのように発展させていきたいかを知り、職員がキャリアを発展させる機会につなげやすいのです。

また地域密着型病院には、仕事や生活に多様な価値観をもつ職員がいます。生活を維持する給与を得るために働いている人、子育てしながら融通が利く場所で働きたい人、家から近いところで働きたい人、子育て中でも看護師としてのキャリアを中断させず細く長く働きたい人、など理由はさまざまです。そしてそれぞれが、地域密着型病院で働く理由をもっているのです。

　働く理由を、よい、悪いと既定の価値観でとらえるのではなく、一人ひとりの特性を知り、それを大事にして、やりがい、生きがいをもって働けるよう、支援する方法を見つけやすいといえます。

　よい人材を育てるためには、職場の組織風土も重要です。職員や看護師長と、看護部長も時には対等の立場で、一緒になって学び、楽しみ、取り組むオープンな姿勢が大切です。昼休憩時間などに顔を見せて、職員と仕事とは関係のない話でも積極的にコミュニケーションをとるようにして、話しやすい関係性や組織風土をつくっていくことはとても重要です。

　ある病院では、日頃から看護部長、看護師長、看護職員や他の部門とオープンなコミュニケーションをとっています。何でも相談でき、言い合える組織文化があります。東日本大震災が起こった時、事務部門や現場の看護職員が、積極的に看護部長に情報を伝え、迅速に救援体制を整えることができました。災害が起こった時に、「さあこれからどうしましょう」では遅いのです。普段からのオープンな風通しのよいコミュニケーションは、緊急時に偉大な力を発揮します。

　よい人材を育てるためには、新人職員と同様に、その新人職員を育てる中堅職員のストレス状況を把握し、ストレスが緩和されるよう調整をしていくことも重要です。新人職員の成長を、中堅職員だけに任せるのではなく、他職種も含めチームで支え、成長を皆で実感し、ともに見守っていくことです。それができるのも、新人職員の割合が多くはない地域密着型病院の「特長」です。

- 職員の人数が少ないのでキャリア志向をとらえやすい
- 多様な人材の働く理由や価値を活かすことができる
- 新人職員の成長を皆で感じることができる

❹他部門と距離が近い

　地域密着型病院は職員数が少ないので、他部門との距離がとても近くなります。他部門との連携、協働が効果的になされれば、病院全体としての士気が高まります。しかし、他部門と看護部の職員がもつ価値観や文化が異なり、連携の弊害になることもあるでしょう。看護部内であれば当然のように理解されることでも、部署が違えば専門用語も異なり、理解されないことが生じるからです。

　他部門の理解を得るためには、日頃から他部門に説明する力、交渉する力をもっていなければなりません。まずは日頃から、一人ひとりの職員が、看護部は何を実践しているのか、看護部で大切にしている価値とは何かを明確にし、説明できるようにすることが重要です。

　看護管理者には、それを他部門の職員に説明する表現力、調整力、統制力が求められます。説得するためには、他部門の職員でも理解できるように数値データを意識して用いることが、説明力を高めることにつながります。

　ひとたび事務部門との協働が進めば、数値データを医師やセラピストなどに説明するための資料の作成協力を得たり、説得力のあるデータを活用したりして病院経営に貢献することもできます。病院経営に参画ができるということは、看護管理者として他の部門からの信頼を得ることや、やりがいにもつながります。

　他部門との距離が近ければ、柔軟性をもった人材育成にも貢献できます。

　看護職員としての人材育成は、看護職員が行うのが一般的ですが、「病院組織の一員としての人材育成は、看護職員だけでなく、他の職種、他の部門と協働で行う」という発想の転換です。

ある病院では、新人看護職員は、ローテーション研修をする際に、病棟所属をせずに、一定の期間ごとに外科、内科、混合、手術室、ICUなどをローテーションし、各部署での看護実践を学習しています。そのローテーションに事務部門、中央検査部門、薬剤部門なども入れました。その結果、就職した数少ない新人看護職員は、病院にはどのような部門があるのかということや、各部門の役割を学習し、組織の一員としての自覚をもつことにつながりました。

　この研修で出会った人々との関係は、その後、患者にとって最もよい医療を提供する際の資源となっています。また、看護実践をする上で困ったことが生じた時に、どの人に相談すればよいか、病院のどの資源にアクセスすればよいかという知恵を獲得することにつながっていました。

　他部門の職員にとっても、数少ない新人看護職員を病院全体で育てるという意識が芽生え、成長を温かく見守る風土が根づきました。

> ● 他部門との距離が近いので、ひとたび協力が得られれば連携を促進し、成果を上げることができる
> ● 他部門と協働する研修は、組織の一員としての学びの場になる

❺離職は病院の課題を明確にする。離職により、地域で人材が循環する

　大規模病院では、辞めていく看護職員の数も多いため、病院の問題、課題を明確にするのは、簡単なことではありませんが、地域密着型病院では、辞める看護職員の人数が少ないので、一人ひとりの離職理由に、病院の課題であり、病院を変えていくためのヒントが隠されています。

　看護職員の離職は、時間とエネルギーをかけてせっかく育てた人材の流出であり、病院にとっては損失と思いがちです。しかし、育てた人材が地域の医療や看護を支える人材として地域の他施設で働くことにより循環型の人材育成へ貢献していると考えることもできます。

離職は、少ないメンバーの退職とそれを補う新しい人材の入れ替えであり、組織に新しい風を吹き込む機会としてとらえることもできるのです。

- 離職理由には病院を変えていくためのヒントが隠されている
- 離職は、地域の医療をよくするための循環でもある

❻中途採用者が多く、経験豊富なスタッフ集団である

　地域密着型病院の職員は、新卒から採用された職員よりも他の病院での経験を経て採用された中途採用者が多くなっています。そのため職場経験や教育経験が異なり、院内での教育が難しいとされています。

　ここで発想の転換をして、「特長」を考えてみましょう。

　職員のさまざまな経験、豊富な経験には、組織文化を変化させるための多くのヒントが潜んでいます。中途採用の職員が就職時にもった違和感、異なる文化とはどのようなものなのか、自由に話し合う機会をもつことが重要です。

　組織文化は、組織の一員には当たり前で、意識しないものですから、中途採用者が感じる組織の違和感は、そこにいる人にとっては気づくのが難しい病院独自の文化の特徴ともいえるのです。

　ある病院では、中途採用職員だけの研修を行いました。「この病院に勤務してどうだったか」をたずねたところ、口々に「ナースコールをとらない」「感染管理がなっていない」という不満がたくさんでてきました。調査結果を、そのままの表現で看護師長会に提出するのではなく、「受け持ち以外のナースコールもとるとよい」「感染管理の基準をはっきりさせたほうがよい」というような提案方式で伝えたところ、受け取る側も、批判されたという意識ではなく、改善の視点で検討できました。

　地域密着型病院は、大規模病院とは異なり在職年数が長く、経験豊富な職員が多いことが特徴です。これは、病棟で緊急を要することが生じても、動じずに対

処できるという強みとなります。

　一方で、経験年数の長い職員の中には、自身の看護実践を振り返る機会がないままに時間が経った人もいます。経験豊富な職員に、個々の看護実践への関心と患者家族への看護、自身の看護観などを語ることを通し、暗黙知を実践知へと転換する機会を意図的につくることによって、組織の力を高めていきましょう。

- ●中途採用者から自身の病院の組織文化に気づく機会が得られる
- ●経験豊富な人材は、緊急時に動じず、対処できる強みをもっている
- ●豊かな経験は、看護実践をより向上させる核になる

3　地域住民の生活の場に近く、住民からも顔が見えやすい

❶地域住民の生の声を聞き、地域包括ケアに活かす

　地域密着型病院の職員は、地域住民からも身近な存在で住民から顔の見える関係にあります。近所でばったり会っても、「師長さん、最近はね…」などと住民の本音を聞くことができます。

　地域住民が、生活や健康面でどのような問題や課題をもっており、どのような支援が必要であるか、知る機会を容易に得られる利点はとても大事なことです。日本は、諸外国に例を見ないスピードで高齢化が進行しており、65歳以上の人口は、現在3,000万人を超え（国民の約4人に1人）、2042年には3,900万人でピークを迎え、その後も75歳以上の人口割合が増加を続けることが予想されています。

　このような状況の中、団塊の世代（約800万人）が75歳以上となる2025年以降は、国民の医療や介護需要が高まることが予想され、国は、地域医療構想に基づ

き、地域包括ケアシステムを構築しています。地域住民の生の声を聞いている地域密着型病院の看護管理者も、地域包括ケアシステム構築のために政策に反映するような情報を提供する役割が担えるのではないでしょうか。

- 地域住民の生の声を聞いて、地域の病院として貢献できる
- 地域包括ケアシステム構築に向けたアイデアをもっている

❷地域の医療・看護の課題（質管理）に取り組む

平成29年厚生労働省医療施設調査によると、300床未満の中小規模病院は、病院全体の82.2％を占めています。

これらの地域密着型病院は、地域住民の健康を支える上で大きな役割を担っています。地域における感染症対策などを例にとると、感染症は、発生して拡大すれば個人の健康のみならず社会全体に深刻な影響を及ぼすおそれがあります。もし、感染症が発生した場合は、迅速な初動対応と拡大防止が必要で、そのため、日頃からの発生状況の把握と情報分析等を通じた対応の事前準備に努めることが必要です。

規模の小さな病院単独では、情報を集約し、緊急時に地域住民全体の感染対策に力を発揮することは難しいでしょうし、病院内の体制だけを整えたとしても、感染症は地域で広く発生するものであるため、対策が十分とはいえません。しかし、地域での感染の発生状況を早い段階で知ることができるのは、地域密着型病院であるともいえます。

ある病院では、地域に住む地域密着型病院の何人かの感染管理認定看護師らを中心として、「感染症は地域で発生し、地域住民の健康を害するので、地域を中心とした対策をしていきましょう」というキャッチコピーを掲げ、感染管理の勉強会を実施していました。

新型インフルエンザが発生した際には、この日頃の活動が大いに役立ち、地域

に貢献できたのです。日頃より感染管理認定看護師のいない病院に出向き、新型インフルエンザ対策について情報を提供し、外来のレイアウトを変更する提案を行い、地域におけるガイドラインの作成や小学校の保健の先生と協働して出前講義を行ったり、他の病院の対策の評価やアドバイスを行ったりするなどの活動をしています。

地域住民や小学生、学校の先生までも巻き込んだ、地域の医療・看護の質向上の取り組みを実践できるのも、地域密着型病院ならではの強みでしょう。

- 地域、現場に即した医療・看護の質管理に関する課題を見出しやすい
- 地域住民を巻き込んだ質管理に関する対策を実践できる

❸現場の実践に参加することでつなぐ地域の病院

地域密着型病院の看護部長は、時には、人材が不足し、他の病院へ転院する患者につき添うなど多様な業務を引き受けることもあります。看護実践の場でスタッフの支援をするのは、大きなチャンスです。

例えば、搬送した近隣の病院の看護部長室に、白衣のまま「患者の搬送に来ましたので」と挨拶に出向いたり、病院の様子を目で見て実感し、その病院の看護部長と顔の見える関係をつくることができます。日頃から顔の見える関係であれば、地域を基盤とした研修や地域医療をよりよくするための会の開催なども、もともと顔の見える、信頼のある関係ですから、話が円滑にまとまります。

また、近隣の地域密着型病院で連携をすることによって、数名しかいない新人看護師のために地域の医療に応じた研修会を計画し、実施することができるのも強みではないでしょうか。

看護師を育成する場所は、病院の中だけではありません。人材交流として、地域の他の病院との間で看護師の相互交流をはかったり、地域の看護学校などの教育機関と協力することで、看護職員の成長の機会を地域まで広げることができま

す。研修は、一つの病院の中だけでするものという固定観念から脱却し、広い視野で人材育成をとらえてみましょう。

- 看護実践の場に参加し、患者搬送などに行くことで、近隣の病院と顔の見える関係を築くことができる
- 地域で看護職員を育成する人材交流のしくみをつくることができる

4　看護部長としての責任と次世代の育成

❶病院経営の視点をもって、型にはまらないトップマネジメントを

　地域密着型病院の看護部長は、院長との距離が近く、事務部門や他の部門との距離も近く、他部門を含めた病院の方向性を決め、実践していく機会が多いといえます。

　地域密着型病院だからこそ、地域に根差した、病院の強みをどう経営に反映していくか、考え、実践することは、時に大変さもありますが、迅速に変化に対応する面白さがあると思います。より効果的に経営参画していくためには、看護部長自身が、経営に関する知識を自ら学び、状況を判断できる力をつけることが必要です。

　日本看護協会の認定看護管理者教育や、その他看護管理の学習の機会を得ることは重要です。他の部門にもっと詳しい情報をもっている人がいないか、アンテナをはることも必要です。小さい組織だから、院内でより詳しい人材も見つけやすいかもしれません。

　また、一人で頑張りすぎないで、看護師長やスタッフの力を借りながら、情報を集め、ともに学んでいくことも大切かもしれません。そのことについてより詳しい、適切な人を見出し、協力して学習をしていく機会を自らつくったり、経験

を通して学習したりする機会をつくることが必要です。

> ●病院経営と近い距離で連携できる

❷次世代管理者の育成

　地域密着型病院は、大規模病院のように看護師長や主任への昇進試験などで選考するとは限りません。

　看護部長として、人を育てることの意味を考え、一人ひとりの異なる個性や特性を見つめ、どう育てるかを見極めていくことが重要です。ある病院では、毎年100名のスタッフの育成計画を1日かけて、10名の管理者と協議して成果を出しています。

　看護部長として、次世代の管理者へ引き継ぐタイミングを見計らいながら、認定看護管理者研修に参加できるようにしたり、現場での実践や経験を通して学習する機会をつくったりして、次世代の育成に努めます。

　また、看護管理者同士の相互作用を活発にするようにしながら、ともに学び、ともに成長する機会として、相互学習の場を提供することも重要です。

5 地域密着型病院における人的資源の確保

手島 恵・飯田貴映子

　平成26年度に実施した全国調査の結果から、地域密着型病院における看護職員の確保についての難しさが明らかになりました。その中でも、若い看護師が来ないこと、中途採用が多いこと、職員の高齢化、について取り上げます。

1　多様性のマネジメント

　労働人口が減少している日本の病院では、定年退職者の再雇用により、20代から70代までの職員が働く組織になり、価値観の共有ができない、スキル格差などの問題が生じる可能性も危惧されています。看護における人的資源確保においては、社会人経験の後、看護師免許取得をした人や男性看護師の増加に加え、育児・介護を理由とする短時間労働を希望する人の増加など、ますます複雑な様相を呈しています。

　このような現実の中で、多様性を消極的に受け入れるのではなく、多様な人々、生き方、価値観を積極的に取り込むことで、組織を強化していく必要があります。

　図2は、同質性の高い人材が多くを占めている大規模病院と対比して、異質性の高い、多様な人材で構成されている地域密着型病院を図示したものです。これまでの仕事の割り振りは、大規模病院のような1対1の割り振りで、同一的な役割分担を担っていました。

　しかし、育児等による短時間勤務や、看護師としては1年目であっても、社会人としての豊富な経験がある人材など、多様な背景をもつ人材を管理する必要がある地域密着型病院では、1対0.3+0.7、すなわち1人分の仕事を2人分の仕事として割り振る場合や、相互に補完的な役割分担をする必要があります。複雑な状況

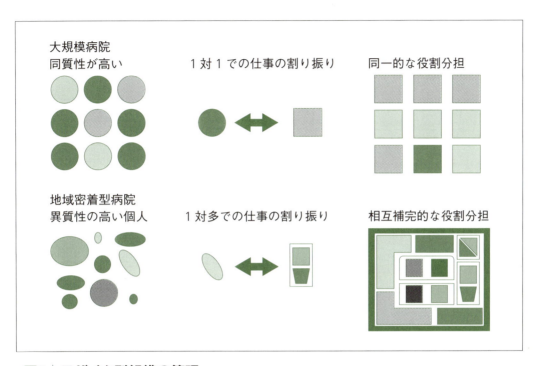

図2｜モザイク型組織の管理

働き方のイノベーションによって多様な人材をいかす「モザイク型」を実現する
リクルートワークス研究所（2015）. 2025年 働くを再発明する時代がやってくる.
[http://www.works-i.com/pdf/150528_2025yosoku.pdf（2019.5.20最終アクセス）] を参考にして作成。

を利点ととらえ、効果的な看護管理を行っていくためには、従来の価値観の中で大切にしなければいけないことと、変えられることを見極める力が必要です。

　加えて、多様な人材で構成されるモザイク型の組織においては、それぞれの能力を活かしながら、組織に貢献できるようにするために、図2に緑色の枠で各々の人を束ねるイメージを示しました。その組織が大切にしていることをさまざまな方法で伝え、多様な背景をもつ人がその組織の向かう方向を理解し、貢献できるようにすることが重要です。

2 定年退職という考え方からの脱却

　若年労働人口の減少とともに、人的資源確保の競争が職種間で起こるであろうと予測されています。ある病院では、看護職の雇用は60歳を定年として、それ以降、1年ごとに契約を更新することができ、安全のため67歳までを限度と定めています。

　しかし、高齢者の能力は歴年齢によらず、生理的機能は個人差が大きいといわれています。若い人材の採用に固執し、広告や採用活動に費用を投入するだけではなく、今いる人材が働きやすい職場にしていくこと、あるいは、働くことを希望する定年退職者のニーズを明らかにして働き続けられる工夫をしていくことが求められています。

　シニア人材の特長を活かすしくみや環境づくりに多くの企業が取り組みはじめています。医療は、安全最優先に考えなければなりませんので、看護職としてその人の能力に合った配置をしたり、業務内容を整理したり、動線を短くするなど身体的な負担を軽減して、安全に働ける環境をつくっていくことなどが求められています。

3 病院長・事務部門責任者からの理解と支援

　平成26年度の全国調査には病院長・事務部門責任者からの回答も多く得られました。その中には、図1（31ページ）に示したように、看護管理者への教育支援について「ない」と回答した人が半数以上を占め、表1（31ページ）に示したように、「余裕がない」「人材がいない」「計画・予算がない」「しくみがない」「例がない」という回答が記されました。

　また、看護部門責任者からは、「看護管理者の能力向上に経営者の理解が得ら

れない」という回答もありました。

　平均寿命が延びて人生100年時代が到来し、地域住民、患者、職員の意識が多様化する中で、これまでの考え方やしくみでは、対応が難しくなってきています。

　全国調査の結果から、先駆的な取り組みを行っている病院に共通していたことは、看護管理者が、日本看護協会や自組織グループの研修を受け、看護管理者としての能力向上を自律的にはかっているということでした。

　ある病院では、10名の看護管理者のうち、4名が日本看護協会の認定看護管理者研修サードレベルを終了しています。決してその地区にある看護協会施設と距離が近い場所にあるわけではありませんでした。この病院では、実習生を積極的に受け入れ、丁寧な対応をすることから、多くの就職希望者が集まるので、採用活動に費用をかけなくてすむ分を看護師の教育資金に使うことで、好循環が生じています。

　看護職員は組織構成員の多くを占めることから、年齢、教育背景、雇用形態の多様化が進む中、看護職員がいきいきと働き続けられる職場をつくることにより、病院や組織全体に成果をもたらすことが期待できます。そのためには、看護管理者がこれまでの経験に頼って仕事をするだけではなく、医療や看護管理に関する新しい知識や能力を習得することは必須です。

　病院の経営者、管理者は、看護管理者の能力向上に、関心をもって支援をし、パートナーシップを発揮できる風土をつくっていくことが、地域に貢献できる病院づくりの鍵となるでしょう。

6 看護管理者の自己評価に基づく能力向上

吉田千文

1　看護管理の現状と向き合う

　地域密着型病院の看護管理の目的は、地域の人々が望むところで、最期まで暮らし続けることを支えるということです。看護管理者は、看護職員とともにこの目的に向けて仕事をする責任があります。しかし、地域密着型病院の多くは規模が小さく職員や経営資源が限られており、地域ごとに健康課題は多様で、都市部の大規模病院の看護管理とは異なる特有の課題をもっています。加えて、看護管理者が管理に関する教育や支援を受ける機会も限られており、これまでに私たち研究班が行った調査では、看護管理者が苦慮している状況が明らかになっています。

　地域密着型病院の看護管理には、病院内、病院のある地域の限りあるヒト、モノ、カネ、情報といった資源を活かす創意工夫が必要です。そして常に変化し続ける社会情勢や地域の状況に自分たちの看護が対応できているのか、地域の期待にこたえ、人々の信頼を得る看護ができているのかを継続的に評価し、改善を繰り返し続けることが不可欠です。そして、看護管理者が自身の看護管理能力についても、地域密着型病院の「看護管理者」として効果的なリーダーシップを発揮しているのか評価し、看護管理能力を高めていくことが求められています。

2　2つのシートで看護管理を評価する

　本稿では、地域密着型病院の看護管理を向上していく際に有用な2つの評価シ

ートを紹介し、その活用方法について説明します。

　一つは、自施設の看護管理の現状を客観的に評価するものです。これを「看護管理状況評価シート（以下、状況評価シート）」といいます。

　もう一つは、看護管理者が、地域密着型病院の看護管理者として効果的な行動を行っているかどうかを評価するもので、「看護管理行動評価シート（以下、行動評価シート）」といいます。

　以下、それぞれの評価シートについて説明します。

3　看護管理状況を評価する

❶状況評価シートは何を評価するのか

　状況評価シートは、病院の状況から看護管理を評価するものです。日本看護協会「看護業務基準2016」[8]（以下、看護業務基準）に基づき作成された84項目から構成されています。

　看護業務基準とは、すべての看護職に共通して要求される看護実践のレベルと看護職の責務を示すものです。看護職の職能団体である日本看護協会が私たち看護職に、そして社会に対して示したものです。私たち看護職は、どこで看護をしようと、保健師、助産師、看護師、そして准看護師の資格をもった看護職であるならば、この看護業務基準に示されたレベルの実践を行わなければならず、また看護職としての責務を理解し行動しなければなりません。

　状況評価シートは、看護業務基準の内容に沿って、看護管理がどのように行われているかというプロセスの局面と、看護職の行っている看護実践はどのようなものかという看護管理の結果の局面から、看護管理の状況を評価するものです。

❷看護業務基準で示される看護の基準とは

　看護業務基準は、「看護実践の基準」と「看護実践の組織化の基準」の2つの

大項目から構成されています。

「看護実践の基準」の中には、中項目として「看護実践の責務」「看護実践の内容」、そして「看護実践の方法」が含まれます。「看護実践の責務」には、看護職がどのような責務をもち、どのように責務を果たしていくことが求められているのかが示されています。

「看護実践の責務」とは、免許によって看護実践を行う権限を与えられた者としての社会的な責務です。私たち看護職は、その責務を人の命や尊厳権利を守る専門職であることを認識しふさわしい行動をとること、倫理的に行動し、安全で人々が安心でき信頼される看護を提供することで示していかなければなりません。

「看護実践の内容」には、看護実践で何をすべきなのかが示されています。具体的には、まず看護を必要とする個人、家族、集団、そして地域を総合的にとらえて、人々への全人的そして総合的な支援を行うことです。そして意思決定への支援、変化への適応支援、医師の指示に基づく医療行為とその適切性の判断、そして緊急事態への適切な対応も含まれます。

そして、「看護実践の方法」には、前述した内容の看護をどのように実践するべきなのか、その方法についての基準が示されます。自身の行う行為の目的や方法について説明し合意を得て実践すること、科学的根拠に基づき実践すること、継続的な観察・アセスメントに基づき計画し実践し評価するという看護過程を展開すること、多職種と協働しチーム医療の中で看護職として専門性を発揮すること、そして看護記録を適切に残すことです。

一方、もう一つの大項目である「看護実践の組織化の基準」は、看護管理の基準といえます。つまり「看護実践の基準」で示したよりよい看護実践が行われるために、どのように看護職の集団を組織としてまとめ、実践環境を整えるべきなのかが示されています。

具体的には、まず看護部のような看護組織をつくること、その組織を運営するにあたっての基本的な方針や大切にする価値観などを理念として示すこと、運営

は看護実践に精通し看護管理の能力をもった看護職である管理者（以下、看護管理者）によって行われることです。

そして、看護管理者が行うべきこととして次の4つがあげられています。

①看護職員が十分に能力を発揮して働き続けられる環境を整え、責務にふさわしい処遇を整えること

②看護の対象に対してよりよい看護を行うために必要な人員、物品、経費、情報などの資源を確保し、また時間を管理して有効に活用すること

③看護実践を評価する体制を整え、常によりよい看護実践が行われるようにすること

④職員一人ひとりが看護職者として能力を高め、成長していけるよう、また看護の集団が力を高めていけるように教育の機会を提供すること

看護管理の現状をとらえるために、看護管理がどのように行われているかの局面は、「看護実践の組織化の基準」をもとに、看護管理の結果としての看護職の実践状況は「看護実践の基準」で評価することができます。

看護業務基準と状況評価シートの項目の対応例を表9（62ページ）に示します。

表9　「看護業務基準」項目と状況評価シート質問項目の例

「看護業務基準」項目
看護実践の責務
1　すべての看護実践は看護職の倫理綱領に基づく
2　人の生命及び尊厳を尊重する立場に立って行動する
3　安全で、安心・信頼される看護を提供する
看護実践の内容
1　看護を必要とする人を、身体的、精神的、社会的、スピリチュアルな側面から支援する
2　看護を必要とする人の意思決定を支援する
3　看護を必要とする人が変化によりよく適応できるように支援する
4　主治の医師の指示のもとに医療行為を行い反応を観察し適切に対応する
5　緊急事態に対する効果的対応を行う
看護実践の方法
1　看護実践の目的と方法について説明し合意に基づき実施する
2　看護実践に必要な判断を専門的知識に基づいて行う
3　看護を必要とする人を継続的に観察し状態を査定し適切に対処する
看護実践の組織化の基準
1　看護実践は理念に基づいた組織によって提供される
2　看護実践の組織化並びに運営は看護職の管理者によって行われる
3　看護管理者は良質な看護を提供するための環境を整える
4　看護管理者は看護実践に必要な資源管理を行う
5　看護管理者は看護実践を評価し質の保証につとめる
6　看護管理者は看護実践の向上のために教育的環境を提供する

状況評価シート質問項目の例

1	看護師・准看護師の免許をもたないものは、診療の補助行為を行っていない
4	看護職員は患者や家族に礼儀正しく対応している
10	看護職員は、研修参加などで看護の知識・スキルを高めている　　　　　（全11項目）
13	看護職員は個々の患者に看護計画あるいはクリニカルパスに基づきケアを行っている
14	看護師・准看護師は、ケアを行う患者の病気と治療について理解している
17	看護師・准看護師は、患者が自分の意向にそって治療や療養方法を決めることができるように相談にのっている
18	看護師・准看護師は、患者ができるだけ自分のことを自分で行えるように環境整備やケアを行っている
21	看護師・准看護師は医師の指示が患者の生命、尊厳や権利に反するものである場合は医師に自分の判断を伝え確認している
22	院内の急変対応マニュアルが整備されている　　　　　　　　　　　　（全17項目）
29	看護職員はケアにあたって患者に目的と方法を理解できるように説明している
33	看護職員は、患者に清潔ケア(口腔ケア、清拭、入浴)を適切に行っている
39	看護職員は、個々の患者に対して院内での看護が継続できるよう工夫している　（全15項目）
45	看護部門は、看護部門の理念、使命、運営のための基本方針を明確に示している
52	看護部門の長は、看護師免許を有している
56	部署の業務量と業務内容に見合った看護職員の人員配置がなされている
68	看護物品の購入や看護職員の教育など看護部門の活動に必要な経費を看護部予算として確保している
77	医療事故の再発防止に向けたマニュアルの作成や業務の見直しを行っている
81	看護職員のために院内教育計画を立て計画的に実施している　　　　　（全41項目）

❸どのように状況評価シートを使うか

　状況評価シートは、用紙の左側に質問項目が列挙され、右側に回答欄があります。回答欄は「ご自身の病院にどの程度当てはまりますか」と「自施設で解決できますか」の2つの回答列でできています。

　自分の施設の看護管理の状況を評価するには以下のように行います。

　ステップ1　「ご自身の病院にどの程度当てはまりますか」の回答列を記入します。1から84までの各質問項目について、「とても当てはまる」4点、「やや当てはまる」3点、「あまり当てはまらない」2点、「全く当てはまらない」1点、「わからない」0点の5段階で評価します。それぞれの質問項目ごとに、自分の病院の状況と照らし合わせながら該当する点数の数字に○をつけます。

　ステップ2　「自施設で解決できますか」の回答列を記入します。すべての質問項目について回答する必要はありません。ステップ1の「ご自身の病院にどの程度当てはまりますか」の回答列の中で、「あまり当てはまらない」2点、「全く当てはまらない」1点、「わからない」0点に○がついた質問項目について、解決に向けて自施設で取り組めそうかを考え、回答します。自施設で解決できると思う程度に応じて「できると思う」4点、「すこしできると思う」3点、「あまりできるとは思わない」2点、「できるとは思わない」1点、「わからない」0点の該当する数字に○をつけます。

❹状況評価シートを使って看護管理を改善する

　状況評価シートの記入を終えたら、それぞれの項目について、より詳しく状況を調べて検討します。「ご自身の病院にどの程度当てはまりますか」で「とても当てはまる」4点、「やや当てはまる」3点に○のついた項目は、看護管理がよくできている項目です。よい状態を維持していけるように、さらに向上させていく方法を考えます。

　反対に「あまり当てはまらない」2点、「全く当てはまらない」1点に○のつい

た項目は、看護管理状況として改善の必要のある状況です。現状をより望ましい姿に近づけるようなんらかの改善行動を起こす必要があります。

　自分の施設で取り組めることなのか、あるいは専門家に相談したり、解決に向けて一緒に取り組んでもらう等の支援が必要なのかを考えて、早期に行動につなげられるようにします。自施設で解決するには、なぜそのような状況になっているのか、背景にある事情を調べ、どうしたら望ましい状況にすることができるのかを考え、看護現場での仕事の仕方を変えていくことが必要です。

　また、「ご自身の病院でどの程度当てはまりますか」の回答欄で、「わからない」0点に○がつく理由には、次の2つのことが考えられます。まず、質問項目に関して現場の状況を把握できていないということです。この場合は、現状把握ができそうかどうかを検討する必要があります。

　「わからない」0点に○がつくもう一つの理由は、質問項目の意味が理解できないということです。質問項目の中には、看護管理の専門用語を使ったものも含まれています。具体的にどんな状況のことをたずねられているのかわからないことがあるでしょう。その場合には、用語の意味を調べたり、専門家にたずねて、あらためて現場の状況を評価する必要があります。

❺状況評価シートの評価例

　A病院では、経管チューブを挿入した患者さんへの栄養剤の注入を看護助手が行うことがあります。この場合、「1.看護師・准看護師の免許をもたないものは、診療の補助行為を行っていない」の質問項目に引っかかります。「ご自身の病院でどの程度当てはまりますか」の回答列で、その程度に応じて「全く当てはまらない」1点か「あまり当てはまらない」2点のどちらかに○をつけます。

　そして、「自施設で解決できますか」の回答列で、自分たちで解決できそうと思うかどうかを回答します。回答後に、現状の詳細な把握と解決に向けた方法を検討します。どのような患者さんに、どんな時に、どのように看護助手が栄養剤

の注入をしているのか、なぜ看護助手が行っているのか、いつから、何をきっかけに行うようになったのか、看護師や准看護師が行わない理由は何かなど、より詳しい状況について情報を集め、検討していきます。

状況評価シートは、看護管理者が一人で病院の看護管理の状況を評価することもできますが、他の関係者とともに話し合いながら評価するとより客観的に評価でき、課題を共有できるので、解決方法の話し合いがしやすくなります。

例えば、看護部門の長が看護師長や主任たちと、あるいは、看護師長がスタッフたちと一緒に行うなどです。また、病院長や事務長など病院経営にかかわる関係者とともに協議しながら評価することで、看護現場の管理の課題を共有でき改善に向けた協力を得やすくなります。

❻どの看護管理の課題から取り組むか

「ご自身の病院にどの程度当てはまりますか」について、「あまり当てはまらない」2点、「全く当てはまらない」1点に○のついた質問項目が、複数ある場合は一度に多くの取り組みを行うことは難しいので、どの課題の解決を優先させるか検討することが必要になります。優先度を判断する基準は、課題の重要度と緊急度の2つです。

重要度の高い看護管理課題とは、人の命や尊厳に重大な影響をもたらす、あるいは病院や地域医療の崩壊につながる可能性のあることです。

緊急度の高い看護管理課題とは、放置すると非常に重大な事態となり、その対応に多くの資源を投入する必要が生じる可能性のあることです。

重要度と緊急度の高い課題は、すぐに解決に向けた取り組みを開始しなければならないものです。具体的には、すぐにでも医療安全や倫理的問題が発生し、人の生命や尊厳が侵害されることが予測される、あるいはすでにそのような事態が生じている状況があります。また、保健師助産師看護師法、医師法あるいは労働基準法など法令を遵守していない状況です。

状況評価シートの質問項目、1から8、23、26、60、64、66、69などの項目において「あまり当てはまらない」2点、「全く当てはまらない」1点となった場合は、看護管理状況に重大な課題があると考え、すぐに解決に向けた行動を開始しなければなりません（68ページ図3参照）。

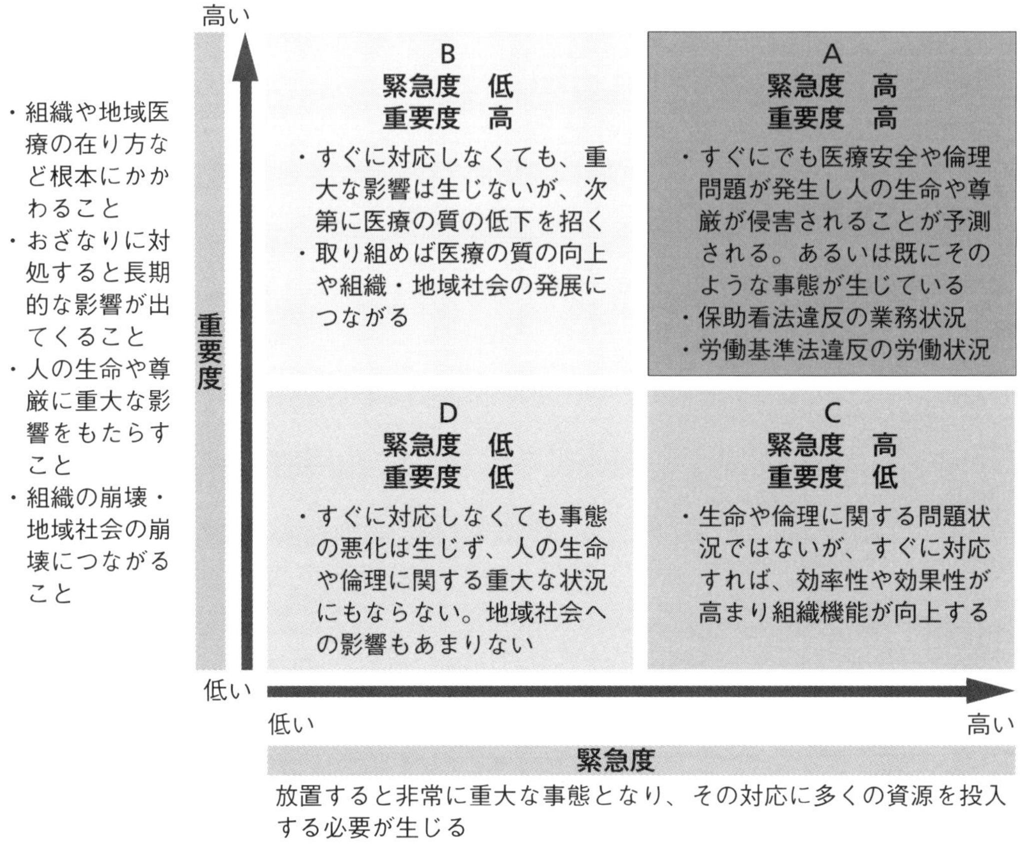

重要度（縦軸：低い→高い）

- 組織や地域医療の在り方など根本にかかわること
- おざなりに対処すると長期的な影響が出てくること
- 人の生命や尊厳に重大な影響をもたらすこと
- 組織の崩壊・地域社会の崩壊につながること

B 緊急度 低 重要度 高
・すぐに対応しなくても、重大な影響は生じないが、次第に医療の質の低下を招く
・取り組めば医療の質の向上や組織・地域社会の発展につながる

A 緊急度 高 重要度 高
・すぐにでも医療安全や倫理問題が発生し人の生命や尊厳が侵害されることが予測される。あるいは既にそのような事態が生じている
・保助看法違反の業務状況
・労働基準法違反の労働状況

D 緊急度 低 重要度 低
・すぐに対応しなくても事態の悪化は生じず、人の生命や倫理に関する重大な状況にもならない。地域社会への影響もあまりない

C 緊急度 高 重要度 低
・生命や倫理に関する問題状況ではないが、すぐに対応すれば、効率性や効果性が高まり組織機能が向上する

緊急度（横軸：低い→高い）
放置すると非常に重大な事態となり、その対応に多くの資源を投入する必要が生じる

図3 │ 優先度の判定：どの看護管理課題から取り組むか

A：「緊急度　高」「重要度　高」
　すぐにでも医療安全や倫理的問題が発生し人の生命や尊厳が侵害されることが予測される状況。あるいは既にそのような事態が生じている状況。保健師助産師看護師法違反の業務状況。労働基準法違反の労働状況

B：「緊急度　低」「重要度　高」
　すぐに対応しなくても重大な影響は生じないが、次第に医療の質の低下を招く状況。取り組めば医療の質向上や組織・地域社会の発展につながる状況

C：「緊急度　高」「重要度　低」
　生命や倫理に関する問題状況ではないが、すぐに対応すれば効率性や効果性が高まり組織機能が向上する状況

D：「緊急度　低」「重要度　低」
　すぐに対応しなくても事態の悪化は生じず、人の生命や倫理に関する重大な事態にもならない。地域社会への影響もあまりない状況

4 看護管理者のための行動評価シート

❶行動評価シートは何を評価するのか

　この行動評価シートは、看護管理者が看護管理者として適切な行動をとっているかを評価するものです。これは、研究班が行った調査で見出した地域密着型病院の「看護管理の4つのポイント」（13ページ）をもとに75の質問項目で構成しています。

　調査は、地域密着型病院で求められる看護管理とはどのようなものか探究しようと、看護職員が定着し、よい看護を行っていると評価されている地域密着型病院の看護部の責任者を対象に面接形式で行ったものです。

　「看護管理の4つのポイント」は、1「スタッフの身近にいて一人ひとりが力を発揮し成長していけることをめざす」、2「組織の中で看護職が専門職としての機能を発揮できるようにする」、3「看護管理のぶれない軸をもつ」、そして4「多様な人とつながり、自ら仕事の経験を通して学ぶ」です。詳細は13ページ〜29ページに示しています。

　これらは、人材確保や育成、その他の経営資源の確保において厳しい現状の中で、地域密着型病院としての成果を生み出すための看護管理行動といえます。質問項目は、4つのポイントごとに、面接調査で語られた看護管理者の行動をもとに作成されています。ポイントごとの質問項目の例を表10（70ページ）に示します。

表10 「看護管理の4つのポイント」行動評価シート質問項目の例

「看護管理の4つのポイント」（13ページ参照）

1. スタッフの身近にいて一人ひとりが力を発揮し成長していけることをめざす
- 一人ひとりのスタッフを大切にし民主的で安心できる信頼関係を築く
- スタッフそれぞれが「看護が楽しい」と感じて働けるようにする
- 看護の仕事にどんな能力が必要かを考えて、辛抱強く育てる
- 多様なスタッフを大きなまとまりでとらえてみる
- スタッフが辞めないで働き続けることの大切さを理解し、働きやすい職場をつくる
- スタッフの成長を信じて、地域で人を育てる

2. 組織の中で看護職が専門職としての機能を発揮できるようにする
- 組織を大きな（マクロの）視点でとらえ、この病院で仕事をする意味をつむぐ
- 看護職が最大限能力を発揮できるように人材の配置を行う
- 多職種の中で看護専門職の能力を発揮する仕事の仕方を創り出す
- 実践経験を通してスタッフを育てる教育者の役割を果たす
- 実践の場でマネジメントができる看護管理者を育てる

3. 看護管理のぶれない軸をもつ
- 自分を信じて毅然と意思決定する
- スタッフに語れる確固とした看護観をもつ

4. 多様な人とつながり、自ら仕事の経験を通して学ぶ

行動評価シート質問項目の例		
1	私は、一人ひとりのスタッフを貴重な財産だと考えている	
5	私は、スタッフに気軽に声をかけ、関心を持っていることを言動で示している	
12	私は、スタッフがやりたいことを表現し、実現できるよう協力している	
15	私は、病院で行いたい看護を行うために、スタッフをどのように育てたらよいか理解している	
22	私は、スタッフがそれぞれの強みと弱みを補完し合いながら一つのチームとして効果的に機能できるように職員配置をしている	
24	私は、出産や病気でも辞めずに働き続けられるよう個々の状況に細やかに対応している	
31	私は、他施設で経験を積みたいと願うスタッフを気持ちよく応援し送り出している	（全32項目）
34	私は、医療や看護の新しい知識を得るために専門雑誌を読んでいる	
36	私は、地域における病院の使命が果たせるよう経営者へ意見を述べている	
38	私は、経営方針が患者に及ぼす影響について考えている	
40	私は、看護部門がめざしていく看護の姿をビジョンとして掲げている	
43	私は、病棟等の部署の協調性や雰囲気を悪化させるスタッフに対して放置せず関わっている	
46	私は、配置転換するスタッフには、次の場で期待していることを話す	
48	私は、看護職が専門性を発揮した仕事ができるよう、業務の仕方について医師や薬剤師など他職種と話し合っている	
52	私は、効果的に患者の自律・自立を促進する看護計画が立案されているか把握している	
53	私は、看護職が科学的知識に裏付けられたケアを行っているか把握している	
57	私は、スタッフに指示に従うだけではなく自ら考え行動するよう話している	
59	私は、看護師長や主任が院外の看護管理研修を受講することをすすめている	
61	私は、看護師長や主任が経験から看護管理を学び取ることができるよう面接等を通して関わっている	
64	私は、看護師長やスタッフに、それぞれの判断や行動が病院や看護部の理念に沿っているのか問いかけている	（全33項目）
67	私は、看護部門の長として責任もって病院の会議で発言している	
69	私は、物事に対応する際には、情報を集めて何が起こっているのか、事実は何かを正確にとらえるようにしている	
70	私は、看護部門の長として自分を信じて行動している	
71	私は、スタッフに自分の看護観を話している	（全7項目）
74	私は、他の病院の看護管理者と交流をもっている	（全3項目）

❷どのように行動評価シートを使うのか

　行動評価シートも状況評価シートと同様に、用紙の左側に質問項目列、右側に回答欄を設けています。そして回答欄は「現在の自分にどの程度当てはまりますか」と「自力で解決できますか」の回答列があります。

　行動評価シートを用いて看護管理行動の評価をするには次のように行います。基本的には状況評価シートでの評価方法と同じです。

　ステップ1　各質問項目に対して、「現在の自分にどの程度当てはまりますか」について、「とても当てはまる」4点、「やや当てはまる」3点、「あまり当てはまらない」2点、「全く当てはまらない」1点、「わからない」0点の5段階で回答します。全項目を回答します。

　ステップ2　ステップ1の「現在の自分にどの程度当てはまりますか」の回答列で、「あまり当てはまらない」2点、「全く当てはまらない」1点、「わからない」0点を選んだ項目のすべてに、「自力で解決できますか」の回答列の回答をします。「できると思う」4点、「すこしできると思う」3点、「あまりできるとは思わない」2点、「できるとは思わない」1点、「わからない」0点の5段階で評価します。

❸行動評価シートを使って看護管理者のスキルを高める

　行動評価シートの記入を終えたら、それぞれの項目について、より詳しく検討します。「現在の自分にどの程度当てはまりますか」で「とても当てはまる」4点、「やや当てはまる」3点に○のついた項目は、地域密着型病院の看護管理者として効果的な看護管理行動ができている項目です。よい状態を維持していけるように、またさらに向上させていく方法を考えます。

　反対に「あまり当てはまらない」2点、「全く当てはまらない」1点に○のついた項目は、看護管理者の行動としては、適切ではなく改善する必要があるものです。より望ましい行動に近づけるようなんらかの改善行動を起こす必要がありま

す。自分で取り組めることなのか、あるいは専門家に相談したり、解決に向けて一緒に取り組んでもらう等の支援が必要なのかを考えて、早期に行動につなげられるようにします。

　自分はなぜ質問項目で示された行動とは異なることをしているのか、背景にある事情を考え、自分の行動の前提となっている考え方をよく見つめてみることが必要です。そして何が適切行動なのか、どうしたら望ましい状況になるのかを考えます。

　また、「わからない」0点に○がつくのには、次の2つの理由が考えられます。まず、自分の行動を認識できていないことです。この場合は、自分がどんな行動をとっているのか、客観的に見つめなおす必要があります。

　もう一つの理由は、質問項目の意味が理解できないことです。具体的にどんな行動のことをたずねられているのかわからない場合には、用語の意味を調べたり、専門家にたずねて、あらためて自分の行動を評価する必要があります。

　行動評価シートは、基本的に看護管理者が自分自身の看護管理行動を自己評価できるように作成されています。しかし、他の関係者と話し合いながら評価すれば、他者からのフィードバックで自己理解が促進され、自身の行動変容に向けた方法を多角的に検討できる可能性があります。他者と評価を行う際には、安心して自分を開放できるような環境である必要があります。脅威を感じる状況では、自分を見つめていくことが難しいからです。

5　看護管理上の課題解決と看護管理能力の向上支援

　看護管理上の課題を解決したり、看護管理能力を向上させたりしていくのを、自施設や自身の努力だけで行うのは大変なことです。以下のような場合は、病院外の専門家に相談したり支援を求めていくことが必要でしょう。

●状況評価シートの「自施設で解決できますか」、行動評価シートの「自力で

解決できますか」の回答欄で、20項目以上「できるとは思わない」「あまりできるとは思わない」「わからない」に○がついている場合。

●行動評価シートの項目1「私は、一人ひとりのスタッフを貴重な財産と考えている」から項目13「私は、スタッフができるだけ有給休暇を取れるような職場の雰囲気をつくっている」のうち、3項目以上について「全く当てはまらない」「あまり当てはまらない」「わからない」に○がついている場合。

看護管理への助言や支援の求め先としては、例えば、都道府県の労働環境改善担当部局、看護協会のワークライフバランス相談部局、ナースセンターの相談員、ハローワークや労働基準監督署の社会保険労務士、看護大学の教員などが、個別相談や病院に出向き直接現場で助言するなど、それぞれの施設の状況に合わせた方法で支援してくれます。看護管理者は、支援者とともに看護管理上の課題解決に取り組むことを通して、看護管理能力を高めていくことができます。

〈引用・参考文献〉
1) 厚生労働省．平成29年（2017）医療施設（静態・動態）調査・病院報告の概況．http://www.mhlw.go.jp/toukei/saikin/hw/iryosd/17/
2) 山内加絵,長畑多代,白井みどり,松田千登勢,榮木教子,緒方敏子(2009)．介護保険施設における看護ケアの実施状況及び研修ニーズに関する実態調査．大阪府立大学看護学部紀要, 15(1), 31-42.
3) 早川ひと美, 上泉和子, 鄭佳紅, 中村惠子, 石鍋圭子, 平尾明美, 木浪智佳子, 伊藤日出男, 川崎勝枝（2005）．看護管理者教育ファーストレベル教育の評価-修了者の動向から．青森県立保健大学雑誌, 6(1), 103-105.
4) 日本看護協会（2018）．平成28年度厚生労働省．医療関係者研修費等補助金（看護職確保対策特別事業）．「中小規模病院の看護の質向上に係る研修等に関する調査」統計表．
https://www.nurse.or.jp/nursing/education/jissen/document/pdf/tokeishu.pdf
5) 吉田千文, 手島恵, 志田京子, 高橋素子, 石神昌枝, 岡崎弘子(2015)．地域密着型病院の看護職トップマネジャーの行う看護管理．第19回日本看護管理学会学術集会抄録集, 301.
6) 志田京子，手島恵．吉田千文．飯田貴映子(2015)．地域密着型病院の看護管理者に必要とされている看護管理能力．第19回日本看護管理学会学術集会抄録集, 289.
7) Chase, Linda(2012)．Are you confidently competent?. Nursing Management. 43(5), 50-53.
8) 日本看護協会（2016）．看護業務基準 2016年改訂版．
https://www.nurse.or.jp/nursing/practice/kijyun/pdf/kijyun2016.pdf

資料｜地域密着型病院の看護管理状況評価シート（状況評価シート）

＊看護職員とは、免許を有する看護師と准看護師、免許を有しない看護補助者を含む看護に関わる職員全体をいいます。

1 看護師・准看護師の免許をもたないものは、診療の補助行為を行っていない
2 准看護師は看護師あるいは医師の指示のもとで業務を行っている
3 看護職員は患者の羞恥心やプライバシーに配慮してケアを行っている
4 看護職員は患者や家族に礼儀正しく対応している
5 看護職員は患者の意向や好みにそったケアを行っている
6 記録類や名簿類は患者の個人情報が漏えいしないように管理されている
7 看護職員は、患者の身体抑制や行動制限を最小限にするよう配慮しケアをしている
8 看護職員は、どの患者にも公平にケアをしている
9 看護職員は、清潔で好感のもてる身だしなみを整えている
10 看護職員は、研修参加などで看護の知識・スキルを高めている
11 看護職員は、医療事故をおこさないように気をつけて仕事をしている
12 看護職員は、患者の身体的、精神的、社会的、スピリチュアルな側面からアセスメントを行っている
13 看護職員は個々の患者に看護計画あるいはクリニカルパスに基づきケアを行っている
14 看護師・准看護師はケアを行う患者の病気と治療について理解している
15 看護職員は、患者の療養に対する意向を理解している
16 看護師・准看護師は、患者や家族からの治療や療養方法についての質問に適切に対応している
17 看護師・准看護師は、患者が自分の意向にそって治療や療養方法を決めることができるように相談にのっている
18 看護師・准看護師は患者ができるだけ自分のことを自分で行えるように環境整備やケアを行っている
19 看護師・准看護師は、患者が自分の病気と療養方法を理解できるようかかわっている

ご自身の病院にどの程度当てはまりますか					自施設で解決できますか				
とても当てはまる	やや当てはまる	あまり当てはまらない	全く当てはまらない	わからない	できると思う	すこしできると思う	あまりできるとは思わない	できるとは思わない	わからない
4	3	2	1	0	4	3	2	1	0
4	3	2	1	0	4	3	2	1	0
4	3	2	1	0	4	3	2	1	0
4	3	2	1	0	4	3	2	1	0
4	3	2	1	0	4	3	2	1	0
4	3	2	1	0	4	3	2	1	0
4	3	2	1	0	4	3	2	1	0
4	3	2	1	0	4	3	2	1	0
4	3	2	1	0	4	3	2	1	0
4	3	2	1	0	4	3	2	1	0
4	3	2	1	0	4	3	2	1	0
4	3	2	1	0	4	3	2	1	0
4	3	2	1	0	4	3	2	1	0
4	3	2	1	0	4	3	2	1	0
4	3	2	1	0	4	3	2	1	0
4	3	2	1	0	4	3	2	1	0
4	3	2	1	0	4	3	2	1	0
4	3	2	1	0	4	3	2	1	0

2.1.0 に○をした項目は、右のグレーの列も記入してください。

資料｜地域密着型病院の看護管理状況評価シート（状況評価シート）

20	看護師・准看護師は、退院後の生活がうまくいくように退院支援を行っている
21	看護師・准看護師は、医師の指示が患者の生命、尊厳や権利に反するものである場合は医師に自分の判断を伝え確認している
22	院内の急変対応マニュアルが整備されいる
23	全ての看護職員が、患者の急変時の対応方法を学んでいる
24	看護師、准看護師は、患者の急変に適切に対応している
25	院内の災害対応マニュアルが整備されている
26	全ての看護職員が災害発生時の対応方法を学んでいる
27	院内の暴力対応マニュアルが整備されている
28	全ての看護職員が暴力が生じた時の対応方法を学んでいる
29	看護職員はケアにあたって患者に目的と方法を理解できるように説明している
30	看護職員は、ケアを行う前に患者の同意を得ている
31	看護師・准看護師は、患者・家族と話し合って看護計画を立てている
32	看護職員は、それぞれの実践能力レベルに応じた業務を行っている
33	看護職員は、患者に清潔ケア（口腔ケア、清拭、入浴）を適切に行っている
34	看護職員は、個々の患者に合わせた栄養管理と食事援助を適切に実施している
35	看護職員は、個々の患者に合わせた排泄のケアを適切に実施している
36	看護職員は、適切な方法で痛みのコントロールをしている
37	看護職員は、褥瘡の予防とケアを適切に行っている
38	看護師・准看護師は、与薬・注射を安全に行っている
39	看護職員は、個々の患者に対して院内での看護が継続できるよう工夫している
40	看護職員は、重症患者の管理を適切に行っている

ご自身の病院にどの程度当てはまりますか					自施設で解決できますか				
とても当てはまる	やや当てはまる	あまり当てはまらない	全く当てはまらない	わからない	できると思う	すこしできると思う	あまりできるとは思わない	できるとは思わない	わからない
4	3	2	1	0	4	3	2	1	0
4	3	2	1	0	4	3	2	1	0
4	3	2	1	0	4	3	2	1	0
4	3	2	1	0	4	3	2	1	0
4	3	2	1	0	4	3	2	1	0
4	3	2	1	0	4	3	2	1	0
4	3	2	1	0	4	3	2	1	0
4	3	2	1	0	4	3	2	1	0
4	3	2	1	0	4	3	2	1	0
4	3	2	1	0	4	3	2	1	0
4	3	2	1	0	4	3	2	1	0
4	3	2	1	0	4	3	2	1	0
4	3	2	1	0	4	3	2	1	0
4	3	2	1	0	4	3	2	1	0
4	3	2	1	0	4	3	2	1	0
4	3	2	1	0	4	3	2	1	0
4	3	2	1	0	4	3	2	1	0
4	3	2	1	0	4	3	2	1	0
4	3	2	1	0	4	3	2	1	0

2.1.0に○をした項目は、右のグレーの列も記入してください。

資料｜地域密着型病院の看護管理状況評価シート（状況評価シート）

41	看護職員は、手術を受ける患者の看護を適切に行っている
42	看護職員は、リハビリテーションを確実・安全に行っている
43	看護職員は、終末期にある患者へのケアを適切に行っている
44	看護部門は、病院組織の中で独立した部門として位置づけられている
45	看護部門は、看護部門の理念、使命、運営のための基本方針を明確に示している
46	看護部門の理念は、病院の理念及び日本看護協会「看護者の倫理綱領」と矛盾していない
47	看護部門には、病棟・外来などの部署があり、それぞれの役割が明確である
48	看護部門には、課題を合議し決定するための会議・委員会が設置されている
49	看護職の役割、責任、業務範囲が明文化されている
50	夜間の看護管理体制が明文化されている
51	看護部門と病棟・外来など各部署の目標が明確に示されている
52	看護部門の長は、看護師免許を有している
53	看護部門の長は、自ら看護実践の経験があり熟知している
54	看護部門の長は、看護管理の教育をうけている
55	看護部門の長は、組織運営についてのスキルをもっている
56	部署の業務量と業務内容に見合った看護職員の人員配置がなされている
57	産休・育休の代替要員が確保されている
58	看護職員の事情に合わせた働き方を選択できるよう、多様な勤務形態がある
59	採用している看護体制（機能別看護体制、チームナーシングなど）が明確に示されている
60	交代制勤務の時間が明文化されている

ご自身の病院にどの程度当てはまりますか					自施設で解決できますか				
とても当てはまる	やや当てはまる	あまり当てはまらない	全く当てはまらない	わからない	できると思う	すこしできると思う	あまりできるとは思わない	できるとは思わない	わからない
4	3	2	1	0	4	3	2	1	0
4	3	2	1	0	4	3	2	1	0
4	3	2	1	0	4	3	2	1	0
4	3	2	1	0	4	3	2	1	0
4	3	2	1	0	4	3	2	1	0
4	3	2	1	0	4	3	2	1	0
4	3	2	1	0	4	3	2	1	0
4	3	2	1	0	4	3	2	1	0
4	3	2	1	0	4	3	2	1	0
4	3	2	1	0	4	3	2	1	0
4	3	2	1	0	4	3	2	1	0
4	3	2	1	0	4	3	2	1	0
4	3	2	1	0	4	3	2	1	0
4	3	2	1	0	4	3	2	1	0
4	3	2	1	0	4	3	2	1	0
4	3	2	1	0	4	3	2	1	0
4	3	2	1	0	4	3	2	1	0
4	3	2	1	0	4	3	2	1	0

2.1.0 に○をした項目は、右のグレーの列も記入してください。

資料｜地域密着型病院の看護管理状況評価シート（状況評価シート）

61	看護師一人あたりの夜勤回数は適切である
62	育児や要介護家族を有する看護職員には休暇や労働時間短縮の対応がなされている
63	看護職員が利用できるカウンセリング制度がある
64	看護職員が利用できるハラスメント相談窓口がある
65	看護職員がキャリアに関して相談できる窓口がある
66	看護職員が安全に働けるよう労働環境は清潔で明るく、整理整頓されている
67	離職理由調査に基づく離職防止策がとられている（進学支援、修学資金、教育プログラムの工夫、勤務環境調査、長期休職後の復職支援プログラム、個人の希望を取り入れた配置転換）
68	看護物品の購入や看護職員の教育など看護部門の活動に必要な経費を看護部予算として確保している
69	看護職員の時間外勤務は、労働者の代表と取り決めた時間内で行われている
70	清掃・洗濯・消毒滅菌・物品管理・機器の保守点検・書類整理業務などの業務委託が行われている
71	病棟日誌など看護管理上の記録が整備されている
72	看護基準を作成し随時見直しをしている→看護実践の目的と標準的な方法について示した看護基準を作成している
73	看護基準を随時見直している
74	看護ケアや診療の介助の具体的手順を示した看護手順を作成している
75	看護手順を随時見直している
76	医療事故報告などに関する分析を行っている
77	医療事故の再発防止に向けたマニュアルの作成や業務の見直しを行っている
78	ケアに対する患者・家族の意見を聞き、質改善に活用している

ご自身の病院にどの程度当てはまりますか					自施設で解決できますか				
とても当てはまる	やや当てはまる	あまり当てはまらない	全く当てはまらない	わからない	できると思う	すこしできると思う	あまりできるとは思わない	できるとは思わない	わからない
4	3	2	1	0	4	3	2	1	0
4	3	2	1	0	4	3	2	1	0
4	3	2	1	0	4	3	2	1	0
4	3	2	1	0	4	3	2	1	0
4	3	2	1	0	4	3	2	1	0
4	3	2	1	0	4	3	2	1	0
4	3	2	1	0	4	3	2	1	0
4	3	2	1	0	4	3	2	1	0
4	3	2	1	0	4	3	2	1	0
4	3	2	1	0	4	3	2	1	0
4	3	2	1	0	4	3	2	1	0
4	3	2	1	0	4	3	2	1	0
4	3	2	1	0	4	3	2	1	0
4	3	2	1	0	4	3	2	1	0
4	3	2	1	0	4	3	2	1	0
4	3	2	1	0	4	3	2	1	0
4	3	2	1	0	4	3	2	1	0
4	3	2	1	0	4	3	2	1	0

2.1.0 に○をした項目は、右のグレーの列も記入してください。

資料｜地域密着型病院の看護管理状況評価シート（状況評価シート）

79	新人看護職員研修ガイドラインに基づき、新人看護職員研修が行われている
80	教育担当者が設置されている
81	看護職員のために院内教育計画をたて計画的に実施している
82	看護職員の研修参加が計画的に行われ参加実績が管理されている
83	看護職員は看護研究に取り組んでいる
84	看護の専門図書の整備がされている

ご自身の病院にどの程度当てはまりますか					自施設で解決できますか				
とても当てはまる	やや当てはまる	あまり当てはまらない	全く当てはまらない	わからない	できると思う	すこしできると思う	あまりできるとは思わない	できるとは思わない	わからない
4	3	2	1	0	4	3	2	1	0
4	3	2	1	0	4	3	2	1	0
4	3	2	1	0	4	3	2	1	0
4	3	2	1	0	4	3	2	1	0
4	3	2	1	0	4	3	2	1	0
4	3	2	1	0	4	3	2	1	0
4	3	2	1	0	4	3	2	1	0

2.1.0 に○をした項目は、右のグレーの列も記入してください。

資料｜地域密着型病院の看護管理行動評価シート（行動評価シート）

【スタッフの身近にいて一人ひとりが力を発揮し成長していけることをめざす】

一人ひとりのスタッフを大切にし、民主的で安心できる信頼関係を築く

1. 私は、一人ひとりのスタッフを貴重な財産と考えている
2. 私は、一人ひとりのスタッフのよき理解者となるよう行動している
3. 私は、一人ひとりのスタッフのこれまでの人生、大切にしていること、将来の夢を知っている
4. 私は、スタッフが安心して自分のことを話せるように関わっている
5. 私は、スタッフに気軽に声をかけ、関心を持っていることを言動で示している
6. 私は、スタッフと一緒に研修や行事に参加している
7. 私は、スタッフに、自分の考えや人柄を知ってもらうよう行動している
8. 私は、スタッフに対して謙虚で誠実であるように行動している
9. 私は、スタッフに対して公平であるよう行動している

スタッフそれぞれが、「看護が楽しい」と感じて働けるようにする

10. 私は、スタッフそれぞれが持つ強みを発揮できるようにしている
11. 私は、一人ひとりのスタッフがやりがいを感じ働いているかどうか把握している
12. 私は、スタッフがやりたいことを表現し、実現できるよう協力している
13. 私は、スタッフができるだけ有給休暇を取れるような職場の雰囲気をつくっている

看護の仕事にどんな能力が必要かを考えて、辛抱強く育てる

14. 私は、病院で行いたい看護を行うために、スタッフにどのような能力が必要か把握している
15. 私は、病院で行いたい看護を行うために、スタッフをどのように育てたらよいか理解している
16. 私は、スタッフが看護師免許の有無、常勤・非常勤にかかわらず研修を受講できるようにしている
17. 私は、医療安全、感染管理、看護倫理など重要な研修は、全職員が受講できるようにしている

現在の自分にどの程度当てはまりますか 2.1.0に○をした項目は、右のグレーの列も記入してください。					自力で解決できますか				
とても当てはまる	やや当てはまる	あまり当てはまらない	全く当てはまらない	わからない	できると思う	すこしできると思う	あまりできるとは思わない	できるとは思わない	わからない
4	3	2	1	0	4	3	2	1	0
4	3	2	1	0	4	3	2	1	0
4	3	2	1	0	4	3	2	1	0
4	3	2	1	0	4	3	2	1	0
4	3	2	1	0	4	3	2	1	0
4	3	2	1	0	4	3	2	1	0
4	3	2	1	0	4	3	2	1	0
4	3	2	1	0	4	3	2	1	0
4	3	2	1	0	4	3	2	1	0
4	3	2	1	0	4	3	2	1	0
4	3	2	1	0	4	3	2	1	0
4	3	2	1	0	4	3	2	1	0
4	3	2	1	0	4	3	2	1	0
4	3	2	1	0	4	3	2	1	0
4	3	2	1	0	4	3	2	1	0
4	3	2	1	0	4	3	2	1	0
4	3	2	1	0	4	3	2	1	0
4	3	2	1	0	4	3	2	1	0

資料｜地域密着型病院の看護管理行動評価シート（行動評価シート）

| 18 | 私は、病院で必要な人材を計画的に育てるようにしている |

多様なスタッフを大きなまとまりでとらえてみる

19	私は、一人ひとりのスタッフの働き方の希望を把握している
20	私は、様々なスタッフについて、その希望する働き方の視点から大きくまとまりとして把握している
21	私は、異なる働き方を希望するスタッフの群ごとに、楽しく働ける対応を工夫している
22	私は、スタッフがそれぞれの強みと弱みを補完し合いながら一つのチームとして効果的に機能できるように職員配置をしている

スタッフが辞めないで働き続けることの大切さを理解し、働きやすい職場をつくる

23	私は、妊娠したスタッフに祝福の気持ちを伝えている
24	私は、出産や病気でも辞めずに働き続けられるよう個々の状況に細やかに対応している
25	私は、スタッフが働き続けられるための施設や制度を経営者に提案している
26	私は、スタッフが働き続けられるよう多様な働き方を奨励している
27	私は、長期休暇後にスムーズに復職できるようスタッフの相談にのっている
28	私は、夜勤免除や時短のスタッフを負担に思うスタッフに、復帰したいと思える職場は、よい職場であることを伝えている
29	私は、いろいろな働き方をするスタッフ同士が互いに支え合っている時は、肯定的なフィードバックをしている
30	私は、チームの中で一人ひとりが大切にされていると感じられるように看護師長やスタッフに働きかけている

スタッフの成長を信じて、地域で人を育てる

| 31 | 私は、他施設で経験を積みたいと願うスタッフを気持ちよく応援し送り出している |
| 32 | 私は、スタッフが自施設は辞めても、看護を続けていけるように関わっている |

現在の自分にどの程度当てはまりますか 2.1.0 に○をした項目は、右のグレーの列も記入してください。					自力で解決できますか				
とても当てはまる	やや当てはまる	あまり当てはまらない	全く当てはまらない	わからない	できると思う	すこしできると思う	あまりできるとは思わない	できるとは思わない	わからない
4	3	2	1	0	4	3	2	1	0
4	3	2	1	0	4	3	2	1	0
4	3	2	1	0	4	3	2	1	0
4	3	2	1	0	4	3	2	1	0
4	3	2	1	0	4	3	2	1	0
4	3	2	1	0	4	3	2	1	0
4	3	2	1	0	4	3	2	1	0
4	3	2	1	0	4	3	2	1	0
4	3	2	1	0	4	3	2	1	0
4	3	2	1	0	4	3	2	1	0
4	3	2	1	0	4	3	2	1	0
4	3	2	1	0	4	3	2	1	0
4	3	2	1	0	4	3	2	1	0
4	3	2	1	0	4	3	2	1	0
4	3	2	1	0	4	3	2	1	0
4	3	2	1	0	4	3	2	1	0

資料｜地域密着型病院の看護管理行動評価シート（行動評価シート）

【組織の中で看護職が専門職としての機能を発揮できるようにする】
組織を大きな（マクロの）視点でとらえ、この病院で仕事をする意味をつむぐ
33　私は、新聞などから社会情勢や医療の動向の情報を得ている
34　私は、医療や看護の新しい知識をえるために専門雑誌を読んでいる
35　私は、地域で自施設がはたす役割を理解している
36　私は、地域における病院の使命がはたせるよう経営者へ意見を述べている
37　私は、スタッフに対して自病院の果たしている役割を理解できるよう話している
38　私は、経営方針が患者に及ぼす影響を考えている
39　私は、病院経営と患者への最善のケアがうまく折り合う方法を考えている
40　私は、看護部門がめざしていく看護の姿をビジョンとして掲げている
41　私は、スタッフに看護部門のめざす看護を理解できるように話している
看護職が最大限能力を発揮できるように人材の配置をおこなう
42　私は、病棟等の部署の職場雰囲気を把握している
43　私は、病棟等の部署の協調性や雰囲気を悪化させるスタッフに対して放置せず関わっている
44　私は、病棟等の部署の関係性を改善するために意図的に配置転換を行う
45　私は、強い個性を持つスタッフを活用でき育てられる場を考え配置する
46　私は、配置転換するスタッフには、次の場で期待していることを話す
多職種の中で看護専門職の能力を発揮する仕事の仕方をつくりだす
47　私は、看護師、准看護師、看護補助者がそれぞれ行うべきこと、行ってはならないことを知っている
48　私は、多職種が一緒に働く現場で看護職が行うべきことはどのようなことかを知っている

現在の自分にどの程度当てはまりますか 2.1.0 に○をした項目は、右のグレーの列も記入してください。					自力で解決できますか				
とても当てはまる 4	やや当てはまる 3	あまり当てはまらない 2	全く当てはまらない 1	わからない 0	できると思う 4	すこしできると思う 3	あまりできるとは思わない 2	できるとは思わない 1	わからない 0
4	3	2	1	0	4	3	2	1	0
4	3	2	1	0	4	3	2	1	0
4	3	2	1	0	4	3	2	1	0
4	3	2	1	0	4	3	2	1	0
4	3	2	1	0	4	3	2	1	0
4	3	2	1	0	4	3	2	1	0
4	3	2	1	0	4	3	2	1	0
4	3	2	1	0	4	3	2	1	0
4	3	2	1	0	4	3	2	1	0
4	3	2	1	0	4	3	2	1	0
4	3	2	1	0	4	3	2	1	0
4	3	2	1	0	4	3	2	1	0
4	3	2	1	0	4	3	2	1	0
4	3	2	1	0	4	3	2	1	0
4	3	2	1	0	4	3	2	1	0

資料｜地域密着型病院の看護管理行動評価シート（行動評価シート）

49	私は、看護職が専門性を発揮した仕事ができるよう、業務の仕方について医師や薬剤師など他職種と話し合っている

実践経験を通してスタッフを育てる教育者の役割を果たす

50	私は、スタッフが患者の立場に立って行動をしているか把握している
51	私は、患者に必要な清潔ケアや排泄ケアが行われているか確認している
52	私は、効果的に患者の自律・自立を促進する看護計画が立案されているか確認している
53	私は、看護職が科学的な知識に裏付けられたケアを行っているか把握している
54	私は、患者の尊厳や権利にかかわる不適切な対応に対して、スタッフが実際の経験から学べるように関わっている
55	私は、スタッフが看護職としての対象理解方法や援助の仕方を実際の経験から学べるよう関わっている
56	私は、スタッフが患者に対する自身の関わりの効果を実際の経験から理解できるよう関わっている

実践の場でマネジメントができる看護管理者を育てる

57	私は、スタッフに指示に従うだけではなく、自ら考え行動するよう話している
58	私は、慣例や規則に縛られずスタッフに創意工夫することを奨励している
59	私は、看護師長や主任が院外の看護管理研修を受講することをすすめている
60	私は、スタッフが院内教育として看護管理を学べる場を設けている
61	私は、看護師長や主任が経験から看護管理を学びとることができるよう面接等を通して関わっている
62	私は、看護師長・主任間で現場の問題について相談しあえる場をつくっている
63	私は、看護管理で判断を求められる時には、病院や看護部の理念に立ち戻って考えている

現在の自分にどの程度当てはまりますか					自力で解決できますか				
とても当てはまる	やや当てはまる	あまり当てはまらない	全く当てはまらない	わからない	できると思う	すこしできると思う	あまりできるとは思わない	できるとは思わない	わからない
4	3	2	1	0	4	3	2	1	0
4	3	2	1	0	4	3	2	1	0
4	3	2	1	0	4	3	2	1	0
4	3	2	1	0	4	3	2	1	0
4	3	2	1	0	4	3	2	1	0
4	3	2	1	0	4	3	2	1	0
4	3	2	1	0	4	3	2	1	0
4	3	2	1	0	4	3	2	1	0
4	3	2	1	0	4	3	2	1	0
4	3	2	1	0	4	3	2	1	0
4	3	2	1	0	4	3	2	1	0
4	3	2	1	0	4	3	2	1	0
4	3	2	1	0	4	3	2	1	0
4	3	2	1	0	4	3	2	1	0
4	3	2	1	0	4	3	2	1	0
4	3	2	1	0	4	3	2	1	0

2.1.0 に○をした項目は、右のグレーの列も記入してください。

資料｜地域密着型病院の看護管理行動評価シート（行動評価シート）

64	私は、看護師長やスタッフに、それぞれの判断や行動が病院や看護部の理念に沿っているのか問いかけている
65	私は、病院の経営会議で病院の理念に基づいた判断がなされるよう発言している

【看護管理のぶれない軸をもつ】
自分を信じて毅然と意思決定する

66	私は、看護部門が病院で担っている役割と責任を理解している
67	私は、看護部門の長として、責任もって病院の会議で発言している
68	私は、組織の統制がとれるように規則を遵守しないスタッフには毅然と対応している
69	私は、物事に対応する際には、情報を集めて何が起こっているのか、事実は何かを正確にとらえるようにしている
70	私は、看護部門の長として自分を信じて行動している

スタッフに語れる確固とした看護観をもつ

71	私は、スタッフに自分の看護観を話している
72	私は、自分自身が看護職のモデルとなるよう行動している

【多様な人とつながり、自ら仕事の経験を通して学ぶ】

73	私は、仕事の上で必要とされる知識や技術を持つ人に、謙虚に教えを求めて学んでいる
74	私は、他の病院の看護管理者と交流をもっている
75	私は、自分の成長のために多様な人とつながり自ら学んでいる

現在の自分にどの程度当てはまりますか					自力で解決できますか				
とても当てはまる	やや当てはまる	あまり当てはまらない	全く当てはまらない	わからない	できると思う	すこしできると思う	あまりできるとは思わない	できるとは思わない	わからない
4	3	2	1	0	4	3	2	1	0
4	3	2	1	0	4	3	2	1	0
4	3	2	1	0	4	3	2	1	0
4	3	2	1	0	4	3	2	1	0
4	3	2	1	0	4	3	2	1	0
4	3	2	1	0	4	3	2	1	0
4	3	2	1	0	4	3	2	1	0
4	3	2	1	0	4	3	2	1	0
4	3	2	1	0	4	3	2	1	0
4	3	2	1	0	4	3	2	1	0
4	3	2	1	0	4	3	2	1	0
4	3	2	1	0	4	3	2	1	0
4	3	2	1	0	4	3	2	1	0

2.1.0 に○をした項目は、右のグレーの列も記入してください。

第2部

看護管理能力向上
―取り組みの実際―

1 PFM導入に伴う組織変革
8段階の変革プロセスに沿って

川畑いづみ
社会福祉法人北海道社会事業協会
看護局参事(認定看護管理者)

組織変革の背景

　少子高齢化と人口減少の中で、地域医療の確保、医療保険制度持続のため財政健全化の必要性に迫られています。2025年に向けて、医療提供体制の再構築、地域包括ケアシステムの構築が進められ、病院を取り巻く外部環境は大きく変化しています。

　看護部長として着任した2016年、小樽市においても、出生率の減少や人口の流出、高齢化（高齢化率37％）が急速に進んでいました。その中で当院は生き残りをかけて、地域医療構想を踏まえた急性期機能の充実、関連病院との連携強化、患者数の増加を目標に、地域包括ケア病床への病床機能転換や病床再編を繰り返していました。さらに、PFM*導入を構想していまし

> **経歴**　1977年北海道大学医学部附属看護学校卒業。1977年〜2016年北海道大学病院に勤務。2008年〜2016年北海道大学病院看護部長・病院長補佐。2016年〜2019年、社会福祉法人北海道社会事業協会小樽病院看護部長を務めたあと現職。
> 2005年北海道医療大学看護福祉学部研究科修士課程修了（看護管理学専攻）。

＊PFM(Patient Flow Management)：2006年に東海大学医学部附属病院が導入した入退院管理のしくみ。入院前に患者の基本情報を収集し、リスクアセスメントを行い、看護師、MSW等が協働して、円滑な退院支援を行う。結果として、合理的な病床管理や経営的改善につながるとともに地域包括ケアシステムの推進に貢献している。

た。

　これらの影響は大きく、看護業務は煩雑になり、安全管理上の問題や多職種間連携の問題、看護管理者を含む看護職員の大量退職等、問題は山積していました。組織の混乱を安定させるためには、影響される職員が納得し、成果が実感できる緻密で計画的な組織変革が必要であると考えました。

　そこで病院長および事務部長に、今後のビジョンと看護部長としての役割を確認した上で、看護部の組織変革および病院の機能強化を目的としたPFM導入を担当することとしました。PFMの導入により、入退院に関する煩雑な業務を標準化し、患者サービスの向上と病床管理の合理化を促進できると考えたからです。

　この組織変革の取り組みをジョン・P・コッターの「8段階の変革プロセス」[1]に沿ってまとめました。

PFM導入前後の変革プロセス

第1段階　危機意識を高める（2016年7月）

　2014年より、PFM導入が検討されていましたが、全院的な取り組みには至っていませんでした。

　2015年度のデータからは、病床稼働率70％前後、在院日数13.8日、予定入院は44％で緊急入院の比率が高い状況でした。さらに入院期間は短期入院56％、2週間以上30％、1か月以上14％でした。入院期間1か月以上の場合は、何らかの退院困難な要因が関与していることが推察されました。また、緊急

> **病院概要**
> 設置主体：北海道社会事業協会
> 病床数：240床（一般病床172床、地域包括ケア病床60床、HCU8床）
> 看護師配置：一般病床7対1、地域包括ケア病床13対1、HCU4対1
> 診療科：13診療科

入院患者、短期入院患者の比率が高いことから入退院にかかわる業務量過多が考えられました。このような状況を改善するため、PFM導入による組織変革の必要性をことあるごとに周囲に説明しました。

2016年7月、経営会議等で報告される医事会計データ、病床稼働率、入院動態等をもとに、今後の経営ビジョンを確認し、PFM導入を早期に着手する方針が決定されました。

第2段階　変革推進チームをつくる（2016年9月）

変革を効果的に推進するためには、変化媒体の役割を担える人材が重要です。そのため、大学病院でPFM導入による組織変革の実績があり、私が信頼する人材を変化媒体およびプロジェクトリーダーとして採用しました。

プロジェクトチームのメンバーは、地域医療福祉連携室メンバー（室長は医師、副室長はMSW、ほか退院調整看護師、訪問看護師）と看護副部長、事務部課長に依頼しました。そして、主要な会議（経営会議、運営会議、医局会議、看護師長会議）で、病院長と看護部長から病院方針の説明とプロジェクトチームおよびプロジェクトリーダーについて紹介しました。

第3段階　適切なビジョンを掲げる（2016年9月～2017年1月）

事業計画作成のため、プロジェクトチーム、病院長、事務部長がPFMを導入した施設の見学を行いました。病院の機能や設置主体の違いはありましたが、多くの情報を収集することができました。プロジェクトリーダーは、当院の現状に即した導入計画策定が重要であると考え、詳細な情報収集・調査を行いました。さらに調査結果を踏まえプロジェクトチームは「患者サービスの向上と入退院に関する業務の効率化、および病院経営に貢献する」ことをゴールに設定しました。

以下に、入退院に関する調査内容を示します。

1) 職種別業務内容と業務量調査（外来、病棟、地域医療福祉連携室、医事課）

2）入院関係書類と運用に関する調査
3）入退院に関する患者満足度調査
4）職種別意向調査（医師、看護師長、メディカルスタッフ）

次に、事業計画を示します。
1）導入準備期間（2017年2月〜5月）
　①PFM組織の明確化（地域医療福祉連携室に組織を追加）
　②PFMが行う業務内容を決定
　③担当職員（看護師、クラーク、事務員）採用と研修企画
　④地域医療福祉連携室の改修計画と予算化
　⑤設備・備品の整備
2）2診療科・1病棟でPFM業務施行による問題点抽出（2017年5月）
3）段階的に全部署導入（2017年6月〜2018年6月）
　①第1段階　全部署でPFM業務を稼働する
　　・業務の標準化および中央化
　　・関係文書の作成と改訂
　　・地域医療福祉連携室の業務整理
　　・病院職員および患者への周知と評価
　②第2段階　退院支援計画書作成対象者の拡大（退院支援加算1）
　③第3段階　医師・看護師の業務効率化の促進

第4段階　ビジョンを周知徹底する（2017年2月〜5月）

　プロジェクトリーダーは主要な会議において、ビジョンと事業計画について説明し部門責任者への協力を依頼しました。さらに、職員対象説明会を複数回開催しました。また、医師と看護師長には、個別に意見収集を行い、職員個々が組織変革の当事者であるという意識づけを促しました。

第5段階　自発的な行動を促す（2017年6月〜2018年6月）

　予定入院患者の患者情報収集とリスクスクリーニングを、PFM担当職員

（看護師、クラーク）に業務移行することで、外来および病棟看護師の業務削減ができました。しかし、入院患者の50％以上が緊急入院であることから、緊急入院患者に対しても業務を拡大することを要望されるようになりました。

プロジェクトチームは、PFM担当者会議を月1回開催し、業務実施率の確認や院内職員の意見をもとに業務改善を続けました。これらのことから業務拡大の希望はPFM業務への評価ととらえ、PFM担当職員自ら業務拡大計画を発案し、窓口業務の合間に病棟へ出向いて患者情報収集をするなど、行動変化と業務拡大が進みました。

第6段階　短期的な成果を実現する（2018年6月～2019年6月）

プロジェクトチームは、入院支援業務（入院手続き・入院説明・患者情報収集・リスクスクリーニング）、退院支援業務（退院支援スクリーニング・退院支援加算算定）の実績をPFM担当者会議で報告し、業務の成果をPFM担当職員が実感できるように支援を続けました。また、患者満足度調査や職員満足度調査を実施し、業務評価や計画修正を行いました。

第7段階　気をゆるめない（2018年6月～2019年6月）

プロジェクトリーダーは、病院の主要な会議において、定期的に事業内容の評価や計画修正について報告を行いました。さらに職員からの意見収集も積極的に行い、意見を取り入れました。

第8段階　変革を根づかせる（2019年6月～）

PFM導入計画は、1年間を目処に実施・評価・計画修正を繰り返し、全部署へ業務拡大ができました。また、プロジェクトチームの役割を地域医療福祉連携室メンバーに引き継ぎ、継続できるよう、業務基準を作成しました。さらに、プロジェクトチームのメンバーであった副室長（MSW）と退院調整看護師を中心に、変革した内容を根づかせていきたいと考えます。

まとめ

　PFM導入により、入退院に関する煩雑な業務の標準化と患者サービスの向上、病床管理の合理化が促進されたと考えています。

　この成功体験に当事者として参加した看護師長たちは、組織を変化させながら、その手法を学び、変革の苦しさと楽しさを実感することができました。あらためて変革媒体となる人材の重要さを実感するとともに、変化媒体の役割を担える人材の育成が重要であると考えます。

引用文献
1）ジョン・P・コッター，ダン・S・コーエン著，高遠裕子訳（2003）．ジョン・コッターの企業変革ノート．日経BP社．P25．

2

eラーニングと参加型リフレクション研修の導入による次世代の看護管理者育成

原 陽子
東松山市立市民病院
看護部長（認定看護管理者）

看護管理者としてのあゆみ

　東松山市立市民病院は地域の中核病院を担ってきました。しかし、2004年に始まった新医師臨床研修制度によって多くの研修医が大学に引き上げるという事態に直面し、一時は病床数を半減させたこともありました。

　看護師には詳細は知らされず、将来性を悲観して退職する職員が後を絶ちませんでした。「こうなった理由が知りたい」「この中にいて、ぐずぐずしたくない」という思いが私の心に湧き、世の中で、医療界で何が起こっているのか、そしてこれからどうなっていくのかを知りたいという思いから看護管理を学ぼうと考え、認定看護管理者教育課程の研修を受けました。

　地域の人口動態は変化し続けるとともに、在宅に戻る退院困難事例などさまざまな医療提供体制の変化が見られました。今まで一つの病気を治して退院する"病院完結型"の方法しか知らなかった地域密着型病院の看護師にと

> 経歴　1981年川越高等看護学校卒業後、関越病院に入職。1991年東松山市立市民病院。2012年より東松山市立市民病院看護部長。2014年認定看護管理者資格を取得。2016年より埼玉県看護協会認定看護管理者教育課程セカンドアドバイザー、埼玉医科大学認定看護管理者教育課程非常勤講師。

っては、退院支援などに関連して求められるものも多くなり、看護師の多くは医療制度の変化についていけない状況でした。

しかし、看護管理を学んだことで、「地域完結型」の医療提供体制を考え、地域の資源を理解する、地域とかかわる、そして医療制度を的確にとらえるといった物事を俯瞰して見る力をもつことが看護管理者に求められていることがわかりました。そして次世代を担う看護師たちも変わらなければいけないと痛切に感じました。

2012年に看護部長に就任した頃には、看護師の離職率は年0.8％程度と低くなり、定年まで勤務する者も多くなりました。一方で新規の採用枠に限りもあり新卒採用者は年間数名でした。当時は、年功序列により看護管理者へ昇格していたことから、看護管理者のすべてが看護管理者としての役割を発揮しているとはいいがたい状況がありました。

スタッフは、自分たちが思うような看護ができるように管理者が動いてほしいという思いが強く、役割を果たしていない看護管理者に対して不満を抱いている様子でした。看護管理者が管理者としての姿勢を正し、多様な人材を活かすために、欠点や弱みだけでなく長所や強みをうまく受け止め、人や状況を柔軟かつ多角的にとらえて、部署の管理に活かしていけるようになってほしいと考えました。

次世代の看護管理者を育成する取り組み

看護師の継続教育を促進するため、いつでもどこでも学習できるように私

病院概要
設置主体：東松山市
病床数：114床　一般110床（地域包括ケア病床12床を含む）、感染4床
看護師配置：一般病床7対1、地域包括ケア病床13対1
診療科：12診療科

は看護部にeラーニングを導入しました。すべての看護師が医療制度、接遇研修、安心・安全な看護を提供するための基本的項目を学び、各ラダーの学習内容についても学びやすい環境を整備しました。さらにeラーニング後に実際に現場で実践し、それを踏まえたレポート提出をすることを含め研修受講としました。

　提出されたレポートに対して、看護管理者がスタッフの学びを深めるような効果的なフィードバックを行えること、実践の中でスタッフの学びを促進していくかかわりができるようになることを目標としました。実際の取り組みは、日々の看護実践場面の中からリフレクション（振り返り）を促し、フィードバックを実践するというものでした。

　教育担当看護師長が重要な役割をもつと考え、実行組織のリーダーとしました。また、看護管理者から構成される教育委員会が中心になって取り組みを進めていけるようにしました。「次世代を育てる看護管理者研修－リフレクティブな実践家をめざして」という看護管理者を対象とした研修を2回に分けて行いました。

　リフレクションとはどういうことかを理解する、自分自身が仕事を通して学び成長していくためにリフレクションのスキルを理解する、また、仕事を通して部下を育てていくため、リフレクションを促すことに必要なスキルを理解するという研修の目標を立てました。

　まずeラーニングで各自がリフレクションについて基本的な知識を理解して研修に参加しました。この研修には主査・副科長・副主幹19名が参加し、eラーニングの講義で学んだリフレクションの方法とそれを促進する方法を活用した演習をしました。各自が「主査・副科長・副主幹という役職で頑張ったこと、よかったこと」を交互にリフレクティ（聴き手）役とリフレクター（語り手）役になりながらリフレクションしていくというものでした。

　研修の企画・運営・評価のプロセスにおいて、教育担当看護師長がアドバ

イスを得ながらPDCAサイクルを回し、進めました。当初は参加者の中には研修に意欲的でない人もいました。

1回目の研修後、私は看護管理者一人ひとりに、「成長への期待と、経験の説明→感情の表出→経験の分析→経験からの学び⇒アクションプランをたどることで自分自身が成長でき、また部下育成にもリフレクションサイクルに基づく経験学習を支援することが効果的である」とメッセージを書きました。

現場に出向いて語りかけるとともに、意欲をもって学べるよう支援しました。2回目の研修開始時には研修の意図を看護部長の私自ら、参加者に語りかけました。

この取り組みの成果は、看護管理者の研修への姿勢が変化したことです。長年の経験知だけがすべてで、人から看護実践場面の指摘を受けたことも、実践をリフレクションしたこともなかったため、グループでの検討は日々の看護実践を振り返るよい機会となったようでした。

あらためて自分の看護実践を表現した時に、「何かが違う」という気づきが皆に生まれたのです。私自身もリフレクションを行ったことで、看護管理者として最初に掲げた理念が「挑戦」であったことを思い返し、看護部長就任時に掲げた3つの目標を振り返りました。それは、①看護部を変える、②地域の中核病院としてのポジションをつくる、③地域包括ケアシステムをつくるための支援ができる、というものでした。

取り組みの成果

今回の取り組みを通して、現場にはさまざまな変化が生まれました。

研修の運営を担当した教育委員たちが、自らリフレクションスキルを高めようと主体的に研修を行えるようになりました。

高圧的に、一方的に指導し指示していた管理者が、スタッフや学生の考え

を聞き、考えることができるようなかかわりをするようになりました。

さらに、院外研修への参加を固辞してきた管理者が自ら受講を申し出たり、一歩踏み出せなかった災害支援活動への参加希望を申し出たりと主体的に学び活動する行動がみられるようになりました。

リフレクションを通じた研修で各々感じたことは違いましたが、自分の日頃の態度を改める者、自分自身の職責をきちんと考える者、考えた上で言葉を発する者など、関係調整能力の向上にも役立ったように感じました。

リフレクションの取り組みにより看護管理者のマインドを変え、次世代の人材育成を行うことにつながりました。そしてこの取り組みを通して、私自身が期待する看護やスタッフに対する思いを見つめ、看護部長としての姿勢をスタッフや看護管理者に示すことができたように感じています。

地域密着型病院の看護部長として

看護管理を実践する上で重要なことは、①時代の流れを読む力、②地域の中における病院の役割の明確化、③そこで働く看護部を構成する看護師の特徴（モザイク型）を考慮した人材育成（教育）、の3つであると考えています。

当院の取り組みは、eラーニングを導入し学習環境を整備したことに加え、受動的な学習ではなく、参加型の研修を行うことで、相互に支援し合い、リフレクションの実践能力が管理者に身につき、それが看護管理者としての役割の発揮につながり看護部を変えるという、当初の目標達成につながりました。地域に密着した中核病院として、行政と医師会、介護の専門職などと協働し、地域包括ケアの実施に向けて、医療と介護の連携推進に現在は動き出したところです。顔の見える関係づくりや、いつでも協力できる体制づくりができていることを実感しています。

3 ワクワク感を意識したマネジメントで看護の質改善と組織変革をめざす

高橋素子
医療法人社団直和会　平成立石病院
副院長・看護部長（認定看護管理者）

看護管理者としてのあゆみ

　最初に看護部長を拝命したのは2000年4月、介護保険法が施行され厚生労働省に医療安全推進室が設置された年でした。前年は大きな医療事故が2件あり、新聞をはじめ各メディアで連日のように医療への不信感をあおる報道がなされていました。当時、地方の政令指定都市で私が勤務する病院でも患者・家族の視線が厳しいものに変化したことを思い出します。

　2000年の診療報酬改定において、看護関連では、入院環境料・医学管理料・看護料を合わせて「入院基本料」という新しい概念が生まれました。看護管理者としてのスタートは医療の転換期でした。

　とりわけ印象的なのは行政による定期監査の内容が看護師長として経験したものと大きく異なり、すべてが医療安全の視点で監査されるのを知ったことです。必然的に医療安全関連の研修を総合的質マネジメントととらえて参

> **経歴**　1976年北九州市立高等看護学院（現：北九州市立看護専門学校）卒業後、北九州市立小倉病院に入職。1981年恩賜財団済生会下関総合病院。1986年公益財団法人三萩野病院。2000年より同看護部長。2015年定年後61歳で医療法人財団野村病院に副院長兼看護部長として3年間勤務。2019年1月より医療法人社団平成立石病院にて副院長・看護部長。

加する機会を多く得るようになりました。

　学び得たのは、「医療の質」と「看護の質」を継続して改善することの重要性であり、私の看護管理実践の方向性が定まりました。当時、質改善活動（QCサークル活動）に取り組んでいた自院の活動への関与も積極的に行うように変化したと思います。

　2003年に認定看護管理者となり、5年ごとの更新を節目として「今日より明日」と、常に加速度的に質改善を追求する看護管理の方策を実施しました。2006年の入院基本料7対1導入や医療法の改正などが次々に行われ、看護部長としてのキャリアを時代とともに築いていきました。

マネジメントの流儀

　1995年より日本看護協会が毎年実施している「病院看護実態調査」は、自身の看護管理を見直し、次への指針となるものです。この調査で示唆されてきたように、私は看護管理者として①教育環境の整備、②職場環境の整備に注力してきました。しかし、看護職員をひきつけ、組織を巻き込み、支援を得るめに、①②を補完する「ワクワクするしくみ」が必要であることも痛感してきました。

　以下、質改善から組織変革をめざすために意識してきた「ワクワクするしくみ」を意識したマネジメントのポイントを述べます。

病院概要
設置主体：医療法人社団直和会
病床数：203床（一般病床171床、地域包括ケア病床32床）
看護師配置：一般病床（急性期一般入院料4）、地域包括ケア病床（地域一般入院料2）
診療科：17診療科
東京都災害拠点病院指定

1. 先見性を磨く

　情報は常に早く取り入れ、咀嚼をゆっくり確実にすること。基盤が盤石ではない地域密着型病院看護部の羅針盤として狂いが少ない考え方であり、新たな試みにチャレンジする時に生じるリスク（ヒト・モノ・カネなど）が最小限に収まることを体験してきました。

　常に人材確保や育成に苦慮する地域密着型病院ゆえに「ちょっと先行く看護管理の実践」で、ブレなく質改善をめざす試みは職員の気持ちを一つにできる一番の近道です。ちょっと先行く実践ゆえに悲壮感はなく、試みのコアメンバーの凝集性は高まり、個々がリーダーシップを発揮せざるを得ない、いわゆるシェアド・リーダーシップが自然発生的に機能したのです。

　私が先見性を磨く手段はとにもかくにも情報収集。日常の看護管理項目として、脳が最も機能する「朝のゴールデンタイム3時間」を意識しています。毎朝、日本看護協会HPの閲覧、新聞やニュース、週1回程度の厚労省や自治体の福祉保健局HP閲覧まで習慣化してしまうと、更新記載のみ読むことで短時間で情報はキャッチできます。

　必要性からはじめた情報収集が習慣化し、看護管理行動の変容にまで到達できたことは大きな自信となり、私のセカンドキャリアとして上京する際にも自身を鼓舞する見えない力となりました。

　日本看護協会関連ではDiNQL事業の試行15施設（2013年度）として声をかけていただき参加しました。セカンドキャリアとして着任した病院は、DiNQL未導入でした。その必要性を理事長や看護部にプレゼンテーションしました。

　導入後は、看護管理の実践になくてはならないものになり、規模や機能が同じ病棟と比較したベンチマーク評価を参考にすることが日常となりました。今では看護管理を実践し変革するツールとして位置づけられています。また、優秀な人材確保策として特定行為指定研修機関としての申請も主導して組織

に起案し、2018年度に認可されました。

2. 率先垂範

知りたいことを知る（現状を把握）ために、まずは自らが動き出し、ある程度の道筋を立てる。新たな策を実践する場合もスタッフがひるんで停止することがないように、率先垂範を意識しています。

率先垂範を実践すると思いもかけない利点があります。他者への支援（言語的・組織サポート）が適時・的確との評価をいただき、看護部長室を訪問してくる職員が多くなり、意志疎通が早く確実にできるようになったのです。

ただし、率先垂範は内容により引き際が大事です。①導入と同時に退く、②導入後しばらく経過したのち退く、③任せる相手によっては導入前に退く、というように使い分けをしています。

3. 人材確保

職員母数が少ない地域密着型病院では、人材の安定確保が一番の課題です。しかし人材確保だけに忙殺されると、質改善や変革は成し得ません。ともすれば看護部だけで固まりがちな考え方をやめ、組織に働きかけました。

①**看護職員現数の確保**　まずは看護部長自らが個々の職員と面談し、改善策を緊急度別に分別

②**幹部会議**　理事長ほか幹部が参集する定例会議に①での結果をグラフやデータを駆使し、数値で論理的に説明

①、②に加えてその後、③一人で抱え込まない、④組織の英知を活用するの2点が加わりました。

地域包括ケアの下では、「看護管理者が地域に目を向ける」という看護管理者に最も求められる役割が、地域密着型病院では以前から自然に行われてきたと考えます。

2003年より講師を務める認定看護管理者教育課程の研修でも、地域密着

型病院からの受講生がいきいきと発言するように変化してきました。2009年1月より東京都葛飾区にある平成立石病院（203床）に勤務し、年々増加する救急車の受け入れ（2018年度実績：9,000台超）をはじめ、地域にしっかり根ざした病院で法人6病院（すべて地域密着型病院）の看護部長たちと協力し合う環境で働いています。そして、協力が生み出す想像以上の変化を実感しています。

　都内では設立母体が民間である病院が90％以上、日本全体でも80％以上という状況で、300床以下の病院は地域に密着して医療・看護を実践しています。

　あらためて看護職の責務を再認識し、地域密着型病院ゆえにダイバーシティやタスクシフト・タスクシェアの理解など時流を上手く取り込みながら、看護実践能力を練磨できる環境整備に注力していきたいと考えています。

4

グループ病院での人材育成について
それぞれの価値観、特長、強みを大切に考える

田家好美
医療法人社団誠馨会　総泉病院
看護部長

　医療法人社団誠馨会は、千葉県の千葉市、船橋市、松戸市で急性期病院、療養型病院、介護老人保健施設、訪問看護ステーションなどを運営しています。千葉中央メディカルセンター（一般急性期病院272床）と、セコメディック病院（急性期292床）、総泉病院（療養型353床）が中心となり、教育と帰属意識の向上を目的として、人材育成について検討した結果、法人全体での合同研修に発展しました。

　私がこれまで行ってきた看護管理の実践と絡めながら、その経緯について述べていきます。

患者を尊重した心のこもった看護の実践

　誠馨会グループの法人理念は、「信頼と貢献」です。先進的医療を心の通ったケアとともに提供することを掲げています。私が看護管理で大事にしていることは、患者を尊重した看護を実践することです。

> **経歴**　1989年千葉大学看護学部卒業後、東京慈恵医科大学附属柏病院に入職。1991年東京医科大学病院。1996年日本訪問看護振興財団立おもて参道訪問看護ステーション。1998年社団法人誠馨会千葉中央メディカルセンター。2005年より同看護部長。2019年4月より総泉病院（同法人）にて看護部長。

看護部の基本方針に掲げ、日々スタッフからあげられる問題や相談に対して「それは患者さんにとってどうなのか？」と患者を主体にした視点でスタッフに語りかけてきました。院内をラウンドする際は行き交うスタッフへ挨拶や声かけを行い、その様子を以下の5項目を中心に確認しています。

①看護理念にある笑顔はあるか。
②患者対応時は目線を合わせ温かみのある言葉かけを行っているか。
③ベッドサイドでは、患者の整容が整えられ清潔で、その患者の状態に合わせた環境整備がされているか。
④スタッフがナースステーションにいるだけではなく病室に足しげく通い、患者がナースコールを押さなくてすむよう予測し配慮したケアを行っているか。
⑤モニターアラームが鳴ったら速やかに対応し、またアセスメントして不必要な医療機器は取り外すよう医師に進言できているか。

　ラウンドで気づいたことは、よいことも改善すべきことも患者の視点から現場の管理者へフィードバックしてきました。

　現場の管理者は、忙しく業務に追われるスタッフを思うあまり、スタッフの都合に偏った看護に陥る危うさもあります。患者一人ひとりを尊重して最良の看護ケアを提供するためには、スタッフの育成は重要であり、管理者と看護の目線を一緒にしたかかわりが重要だと思っています。

病院概要
設置主体：医療法人社団誠馨会
病床数：272床（一般病床199床、回復期リハビリ病床60床、HCU7床、SCU6床）
看護師配置：一般病床7対1、回復期リハビリ病床13対1、HCU4対1、SCU3対1
診療科：24診療科

外部講習の受講と限界

　管理者に必要な知識を得るため、日本看護協会の管理者研修に参加できるような機会をつくっています。しかし、年間1人ずつしか出せない状況でもありました。

　そこで院内においても、新任管理職のサポートブックを作成し、会議では問題解決能力を養うために現場での課題を話し合う場を設け、各々の管理者の課題に合わせて一緒に考え支援してきました。

　しかし現実は、変化する医療提供体制に対応すること、管理業務の責任の重さと業務量の多さから管理職を続けていくことに疲れバーンアウトしてしまう人もあり、管理者の育成に困難を感じていました。

スタッフ一人ひとりを大切にした人材育成への模索

　私は、患者を尊重した看護を実践するために、一人ひとりの看護職員を大切に思い育てることを心がけています。個々の看護師のキャリア、勤務する背景、人柄や看護実践能力などを把握して、教育ラダーを活用し研修への参加やリーダー業務、委員会などで成長できる機会を現場の管理者とともに設けてきました。

　ともすれば、キャリアの長い看護師は変化を好まず、責任を担う立場になりたがらない傾向があります。臨床経験が豊かなスタッフには人を看る力や育てる力を発揮してほしいと思いますが、活躍の場を提供することが難しい状況でした。管理者やベテラン看護師の育成に課題を感じていることが明らかになり、法人内の研修や認定看護師の活用について話し合う機会をもつことになりました。まず、法人内のグループ病院同士による互いの強みや資源、

課題を抽出し、管理上の課題解決に取り組みました。グループ3病院での検討が始まりました。

　一つひとつの病院は300床前後の規模ですが、法人全体の病床数を合わせてみると、1,700床あまりになること、急性期から療養型、訪問看護まで多様な機能をもっていることなどの特長に気づきました[1]。

　看護管理上の課題についてブレーンストーミングを行った結果、以下の共通の課題を見いだしました。

　①新人の教育体制整備
　②40歳以上のプラチナ世代：経験知が豊かで、個々によいケアを提供しているが、役割や目標など方向性を示すのが難しい。
　③管理職：管理職にはまずなりたがらない。たとえ引き受けたとしても自己の課題と向き合うことが難しいので、成長していかない。

　①〜③の課題の解決策として、①新人教育に経験と強みがある病院が中心となり法人全体の集合研修を担当し、新人と教育担当者が学べる環境づくりをすること、②プラチナ世代にはキャリアビジョンを描けるような支援として、認知症、終末期ケアを慢性期の病院で行えるようグループ内での異動も考慮すること、③管理者には看護部長のコンサルテーションや人事交流を検討すること、などを議論しました。

「棟梁＋ラダー型教育体制」と合同教育研修

　3病院が取り組んでいる新人の教育内容や方法を提示してみたところ、共通のラダーに応じた研修を実施していました。そこからの手厚いフォロー体制として、新人を配属後、終業1時間前にプリセプターとともに部署を離れ、本日のおさらいができる場（寺子屋）を設けた病院の取り組みが話題となりました。

寺子屋は、新人同士や新人とプリセプターの人間関係の構築につながり、指導を通じて看護観を伝承していく場にもなっていました。また、新人指導を行う際に、昔堅気の大工の棟梁のように背中を見せながら技を伝えていくことの大切さ[2]と、その一方で言葉で伝えるスキルをもった指導者の育成についても課題としてあげられました。

　そこで達成レベルを明確にしたラダー型と礼節を重んじ情に厚い棟梁型の新人教育の特長を明確にし、双方のよい点を融合した新しい教育体制について検討し、実施することになりました（表1）。

　合同教育研修会の開催については、会議を拡大し、法人内6施設の看護部長と話し合いました。法人の理念、看護部の方針を知り、求める看護師像をイメージできること、人間の尊厳（人を大切に思う気持ち）について学び感性を養うことを目標として、皆で看護師を育てることに向けて気持ちを一つにすることができました。

　さらに、共通の教育方針が必要であると考え、看護部長会で2年かけて方針を定めることになりました。

表1　棟梁型とラダー型新人教育のよい点と悪い点

	棟梁型	ラダー型
＋	・情に厚い ・経験が豊富 ・社会常識や礼儀を伝授できる ・心意気がある	・知識重視 ・多職種にも説明できる
－	・ことばで表現できない ・個人の主観が多い ・これまでの慣習をひきつぐ看護師が育つ可能性	・主体性が重要 ・個別性が反映されにくい ・画一化されている ・ついていけない人へのフォローが難しい⇒居場所がなくなってしまい、劣等感を抱く結果になる

文献1）の13ページより引用

2017年7月に初めて法人全体での合同教育研修会（新人84人対象）を開催しました。研修のアンケートには、「自分の今後の看護師像がイメージできた」「方針が理解できた」「患者さん一人ひとりを大切に考えて接していきたい」「同じグループの新人や先輩たちと話したことは今後の励みになった」等が記述されており、研修目標を達成する結果が得られました。

　合同教育研修会は今も継続しており、管理者研修、キャリア・デザイン研修、リーダー研修を開催して、参加者も含め運営側からも組織への帰属意識が高まり、満足度の高い評価を得ることができました。

文献
1）手島恵，吉田千文，志田京子，勝山貴美子，飯田貴映子，神野正博（2017）．平成28年度厚生労働科学研究費補助金　地域医療基盤開発推進研究事業．アウトリーチ（訪問）型看護管理能力支援モデルの検証に関する研究．5-22．
2）小川三夫（2011）．棟梁　技を伝え、人を育てる．文春文庫．

5 看護倫理の研修を基盤として新人看護職や看護補助者への教育体制を整備

亀井とく子
医療法人社団愛友会　金沢文庫病院
看護部長（認定看護管理者）

看護管理と人材育成

　病院組織の中で看護部は、病院長に直属する独立した部門として責任と権限が与えられ、最多数のスタッフが所属しています。その責務は看護ケアの提供であり、病院の質に直結する重要な部門です。この10年余りで看護を取り巻く環境は大きく変容しました。この変化を受け、看護職員が継続的に自己研鑽を積み、キャリア形成ができる体制をつくり、人材育成していくことが看護管理をしていく上で最も重要なことだと考えます。

　当院は1都5県に医療、介護施設をもつ上尾中央医科グループ（以下、AMG）に属する病院です。看護部の教育はAMG看護局の方針に基づき運営しています。2011年よりオリジナルのクリニカルラダーを運用していましたが、2014年にAMGキャリアラダーシステム（2016年5月日本看護協会が公表した看護師のクリニカルラダーに沿い、2017年全面改定）の中のクリニカルラダーとして統一され、現在はAMGクリニカルラダーを運用しています。

> **経歴**　1985年愛全会病院入職。1993年より至誠会第2病院に勤務。
> 2000年より医療法人社団愛友会金沢文庫病院に勤務。2010年同院看護部長に就任。

本稿では、看護の質向上をめざし、学習する職場風土、人材育成の過程について紹介します。

看護倫理研修の導入と成果

看護師はその人の本来の生き方やその人らしさを引き出し尊厳ある看護を提供しなければなりません。看護実践の中で直面する倫理的問題に関心をもち、「患者中心の看護であるか」を問うことが求められます。

しかし、看護倫理を苦手と思うスタッフが多いため、日常に潜んでいる倫理的問題に気づき、行動に移せる組織をつくりたいと考え、2012年度よりラダー研修に倫理研修を導入しました。

毎年の11月を「倫理月間」とし、誰もがどこかで参加しやすいように月間8回開催しています。また、ラダーレベルを問わず、どのレベルでも参加可能としています。当初は看護係長たちが講師を務めていましたが、現在はラダーレベルⅤ以上のスタッフが担当しています。参加率は、非常勤スタッフを含め約80％です。

この取り組みから7年が経過しました。部署により多少の差はありますが、看護実践の中でジレンマを抱えたり、おかしいと悩んだ時、少し立ち止まりカンファレンスを行うようになりました。スタッフそれぞれの感性や看護観は違いますが、カンファレンスを通し、日頃当たり前と思っていたことも実はそうではないと気づかされます。チームメンバーの思いを共有することで、チーム力は向上し、患者に還元することにつながります。

> 病院概要　設置主体：医療法人社団愛友会
> 病床数：147床（一般病床93床、地域包括ケア病床16床、障害者等一般38床）
> 看護師配置：一般病床7対1、地域包括ケア病床13対1、障害者等一般10対1
> 診療科：14診療科

カンファレンスで取り上げた事例は以下のようなものでした。
- 治療方針を本人には伝えず家族が決定した。本人の思いを確認する必要があったのではないか。
- 高齢の患者の家族からの「自然な形で看取りたい」という希望を尊重すべきか。
- 認知症の方の治療優先による身体抑制について。

新人看護職員の教育体制

　当院の新人看護師教育体制は、2年目以上の看護師が実地指導者となり、精神面のフォローは臨床経験7～10年目の看護師がメンターとしてかかわります。各部署には新人教育担当者を配置していますが、研修プログラムの企画・運営は、所属部署とは別に新人教育担当者の2名が実行します。

　毎年8名前後の新人看護師が入職しますが、出身校も出身地も年齢もさまざまです。配属が決定するまでの2か月間は看護部付きになるため、支え合う同期の仲間づくりが重要になります。一日も早く職場環境に慣れ、新人同士の関係性が構築できるよう配慮しています。

　そのため4月から5月の研修は、オリエンテーション（病院全体と看護部）、基礎的な研修のほかに、グループワーク（以下、GW）を多く組み入れ、コミュニケーションがはかれるようにしています。6月以降は、毎月1、2回集合研修を実施しています。研修内容は輸血管理、急変対応基礎編のほか、新人の夜勤が始まり職場に慣れた11月に倫理研修を行っています。新人の倫理研修は繰り返しにはなりますが、日本看護協会「看護者の倫理綱領」をあらためて学んでもらいます。

　そして、入職以降の看護ケアや看護職としての姿勢などを振り返り、12月のリフレクション研修につなげています。以前は人工呼吸器の管理、検査機器

の操作等の内容を入れていましたが、新人が人工呼吸器を管理することはないので「この時期の研修には必要ない」と判断し、2年目の研修に変更しました。

　最初の1年間で覚えることが多いので、新人看護師が実際に必要な知識・技術にしぼっています。

　2011年度よりAMGのグループメリットを活かし、神奈川県の5病院に配属された新人看護師を対象に注射トレーニング、メンタルサポート研修のほか計4回の5病院合同研修を開催しています。

　特にメンタルサポート研修は、身体を動かすこと、半年間がんばった自分を振り返る瞑想、グループ活動などを設けているため、新人にも指導者にも好評です。双方心身のリフレッシュにつながっています。また、合同研修は指導者の学びと成長の場にもなっています。

　研修プログラムは厚生労働省「新人看護職員研修ガイドライン」をもとにしていますが、内容は固定せず、毎年新人看護師にも聞いたプログラム評価を参考にして変更しています。少しずつの変更ですが、5～6年前と比較すると明らかに内容は変わっています。ストレス対策や組織の一員としての心構えなどの内容を取り入れた研修が増えました。

看護補助者の教育体制

　当院の看護補助者（以下、補助者）は未経験の無資格者から介護福祉士までおり、年齢は20代から60代までと幅広く、受けてきた教育背景（4大卒者も在籍）もさまざまです。安全で良質な看護を提供するには補助者との協働は重要課題です。看護チームの一員として、一定の質を担保するためには、基礎的な知識・技術のほか医療現場に必要な接遇や倫理的感性、コミュニケーション技術などの教育が必須です。

　当院の研修は、急性期看護補助体制加算の算定要件を満たす院内研修を中

心に、安全意識の向上をめざし「危険予知トレーニング（以下、KYT）」と「倫理研修」を毎年行っています。

　倫理研修では補助者が日頃感じているジレンマ、「これはどうなのだろうか」と思う事例、患者とのかかわりや対応に注意してほしいことなど、各自の考えや思いを共有できるようなGWと講義を行っています。GWは、補助者間のコミュニケーションをはかることも目的としています。

　2018年度の倫理研修は「尊厳ある関わり＝その人らしくあるために」をテーマに行いました。GWでは「目を見て話す」「QOLを考える」「できることは見守る」など当たり前のことですが、日頃の振り返りと実践すべき行動を明確にし、「尊厳」についてあらためて考え、共有することができました。

　また、「拘縮が強くて苦痛を伴う方の寝衣交換に悩む、どうしたらよいか」との質問があり、「苦痛の少ない方法をチーム全員で考える」「交換回数が増えないよう汚さない工夫を考える」などの意見が出されました。

　そのほかに、ケアの根拠や留意点を共通認識としてもらうために2017年度より技術演習を取り入れています。有効な体位変換、口腔ケア、食事援助など13項目を選出し、補助者全員が受講できる体制を整え、中途採用者にも随時対応しています。研修および技術演習はKYTを除き看護主任以上が担当し、KYTは介護福祉士が持ち回りで担当します。

　このような研修を通し、ゆっくりではありますが「誰目線で仕事をするのか」という意識の変化を実感できるようになりました。

　「十年一昔」という言葉がありますが、これからは「三年一昔」といわれるような速さで、世の中が劇的に変化していくことが予想されます。看護職員の価値観も多様化し、今までの経験や考え方ではマネジメントはできません。時代の変化に合わせ、柔軟に対応・変革できる組織をつくり、人材育成をしていきたいと考えています。

6

生き生きとした魅力ある看護部づくり
働き続けることができる施策を次々と実行中

髙須久美子
社会医療法人美杉会グループ看護部
理事・教育部長（認定看護管理者）

　佐藤病院は、大阪府の北部に位置する120床の急性期一般病院です。グループ内には199床の急性期病院や50床の在宅療養支援病院、透析施設、在宅医療を担う有床診療所、訪問看護ステーション、介護施設（介護老人保健施設・介護老人福祉施設・有料老人ホーム・サービス付き高齢者施設など）があり、27施設69事業所が切れ目なく医療・看護・介護が提供できるよう、お互いに連携し地域包括ケアを実践しています。

看護部長就任時の状況と決意

　2007年4月に外来師長兼教育担当師長から看護部長に就任した時は、離職率も20％以上と高く、求人活動をしても応募はなく、求人ブースに参加しても応募者に座って話を聞いていただけないような状況でした。

> **経歴**　1983年4月大阪警察病院に就職。1990年8月佐藤病院勤務。在宅医療部、訪問看護、老健施設の立ち上げに関わりグループ内の主要な部署を経て、2003年外来師長兼教育担当師長（副看護部長待遇）として再び佐藤病院へ。2006年副看護部長兼教育師長、2007年看護部長就任。同年、日本看護協会認定看護管理者取得。
> 2009年社会医療法人美杉会理事・看護部長就任。2018年4月1日より社会医療法人美杉会グループ看護部教育部長、現在に至る。2013年より大阪府看護協会理事　看護師職能Ⅱ（介護・福祉関係施設・在宅等領域）委員長。

ネームバリューもなければ併設する看護学校もありません。新卒の採用もないため、看護師の平均年齢は45歳前後と、ベテランがそろってはいるのですが、将来が不安な状況でした。

そこで、真っ先に取り組んだのは教育でした。

「かゆいところに手が届く孫の手作戦」と題して、教育体制の構築を開始しました。採用者の状況に合わせた新卒研修、中途採用者研修、潜在看護師研修に取り組みました。次いでいち早く経営戦略の一つでもある日本看護協会のWLB推進事業に手上げをし、雇用管理改善・労働処遇改善・能力開発の視点で働きやすい職場づくりと優秀な人材確保、定着に取り組みました。

教育に力を入れ、勤務環境改善など働きやすい職場環境をめざしてさまざまな改革を行い、10年以上になります。私は、2018年4月からグループ内の教育部長に就任しましたが、この取り組みを振り返ることで、看護管理者能力向上の実践について述べたいと思います。

採用者の成長をみんなで見守る

「かゆいところに手が届く孫の手作戦」は、せっかくの新入職者が退職しないようにと考えだした作戦です。

まず採用者の内訳を見てみると、新卒者は少なく、中途採用者やブランクのある潜在看護師が主でした。そこで、中途採用者の研修をブランクの有無によって2つのグループに分け開始しました。研修はプリセプター任せではなく、教育担当者やリンクナースの協力も得て、みんなで育てることを徹底

> **病院概要**
> 設置主体：社会医療法人美杉会
> 病床数：120床（一般病床120床3単位）
> 看護師配置：一般病床7対1
> 診療科：29診療科

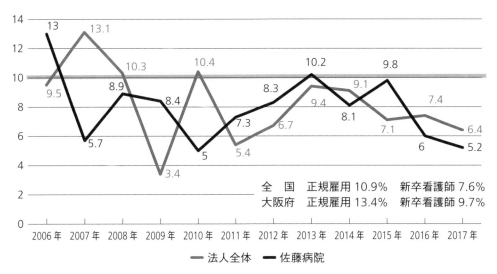

図1 看護師離職率の推移

しました。

　新卒者に対しては、1年間をかけてじっくり育てるローテーション研修も開始しました。それまで使用していたマニュアルも一新し、新卒者から既卒者まで使える写真入りのわかりやすいマニュアルへと変更しました。

　これらが軌道に乗ると新卒の採用者も増え、平均年齢が35歳前後まで下がるとともに離職率も下がっていきました。年度により多少変動はありますが、離職率はほぼ一桁で推移しています（図1）。

働き続けたいと思える職場へチェンジ&チャレンジ

　教育体制の整備に次いで取り組んだのは、働きやすい環境づくりです。
　地域密着型病院は大規模病院に比べ職員数が少ないため、変化が起きるのはとても速いといえます。また他部門との距離も近く、お互いの仕事を尊重しつつ協力体制をとることができます。

変わるチャンスはたくさん転がっています。変える勇気とチャレンジ精神が重要です。

1. その仕事、看護師免許要りますか?作戦

2010年度から日本看護協会の第1回看護職のWLB推進ワークショップに参加し、インデックス調査の結果から、①看護職が働きやすい体制づくり、②キャリアプランを意識した教育研修制度の充実、③各種制度が活用できる職場風土づくり、に取り組み「カンゴサウルス賞」を受賞しました。

①の看護職が働きやすい体制づくりでは、本来の看護に費やす時間の確保をめざし、時間外業務対策から生まれた「その仕事、看護師免許要りますか?作戦」に取り組みました。

時間外業務の発生と人件費の増加については、ロジックツリーを使って分析をし、時間外が発生する部署と発生しない部署に着目しました。時間外が発生する部署では看護部に起因する要素と、それ以外の要素が原因として考えられます。それらから看護師免許がなくてもできる仕事を洗い出し、看護助手の活用や他部門への移譲を行いました。

その一つが朝の配茶です。それまでは看護助手が毎朝7：30から配茶をしていました。湯飲みやポットを洗ってお茶を入れ直してと、かなりの時間がかかるため、看護師も手伝っていました。そこでオズボーンのチェックリストを活用し、以下のような検討を師長会で行いました。

- その業務は看護師や看護助手がしないといけないのか？
- ほかの病院はどうしているのか？
- ほかに方法はないか？　給茶機で患者さん自身で入れて、無理な方のみ配るのはどうか？
- ポットに入れても残って捨てて、洗って、また入れての繰り返しが無駄ではないか？
- コップだけでは量が足りないのだろうか？

- 配茶用のボトルを統一し一斉に配って、洗って乾かす方法は？
- コップに入れるのであれば、栄養部が配膳の時、トレーに一緒に載せて来たらどうか？

　こうしたさまざまな意見をもとに、栄養部と交渉しました。栄養部に快諾してもらい、温冷配膳車の温の部分に熱いお茶が載せられることになりました。「忙しい看護師さんにお願いしなくても、温かいお茶が食事の時にいただけるのでありがたい」と患者からも好評でした。看護師が配茶をすることもなくなり、その時間を看護へ充てることができました。

　また、指示出し時間の厳守や、定期処方化の協力、予定時刻に手術を開始など、医師の協力を得て、かなり時間外業務を削減することができました。

2. アンケートと面談に基づくキャリアプランを意識した教育研修

　②のキャリアプランを意識した教育研修制度の充実については、毎年秋にアンケートを実施し、その結果に基づいて面談しました。面談における希望を研修計画に組み入れています。異動希望者には異動も行いました。以下は、面談項目と当院の対応例です。

- 興味のある分野は何か
  - →院外研修参加の促しや院内研修計画に導入
- めざしたいものはあるか
  - →資格取得希望者には支援等を実施
- 異動の希望はあるか
  - →異動、短期留学、体験など希望に沿う形で対応
- 委員会活動状況
  - →参加状況の有無と希望の有無を問い、希望に沿う形で対応
- 看護部長への提言など
  - →建設的な意見は前向きに検討

3. 短時間正職員制度の実施

短時間正職員制度の開始には、細かな検討と詰めが必要でした（表1）。

まず「基本給をどうするのか？」という問題。基本給を変えてしまうと短時間から常勤への切り替えがスムーズにいかなくなります。そこで基本給は変えずに勤務時間によって、基本給×0.9～0.7を月単位の時間数として設定し、1日6時間で20日勤務または、1日7.5時間で16日勤務等の働き方を選択できるようにしました。

次に「対象や運用をどうするか？」という問題。対象者は、育児、進学、介護、不妊治療、資格取得支援など短時間勤務の希望理由はさまざまでした。そこで特に制限は設けず本人の申し出により、直属の師長と看護部長が相談し面談の上、日程を決めて開始し、勤務表作成前に稟議が承認されれば翌タイムからでも開始できるしくみをつくりました。

さらに常勤⇒短時間正職員⇒常勤復帰も可能としました。ただし、メンバーの偏り防止のため1部署に3～4人までと定数を設けました。

表1 | 短時間正職員制度導入のメリット・デメリット

メリット	デメリット	対策
優秀な人材を確保 ・出産後の復帰を確実にする ・夜勤免除で常勤 ・雇用促進につながる ・働きやすさの象徴となる ・多様な勤務形態の1つとして定着 ・資格取得支援（進学支援） ・子育て支援 ・介護支援	・一部署に偏ると勤務が組めない ・夜勤者確保困難 ・不公平感がないような配慮が必要（お互いさま精神） ・1日の勤務時間を短くすると処置係になりモチベーションが下がる ・師長の手腕が問われる	・1部署当たりの定数を決める（3人～4人まで） ・夜勤がたくさんこなせる職員と抱き合わせ配置 ・回数の統計、くじびき輪番制、独身への配慮 ・入院時のアナムネ、退院指導、糖尿病指導などやりがいにつながる業務をチョイス ・勤務作成基準を整備　WLBのデータなどで評価の見える化 ・師長の頑張りをほめる

人事部が主力となって協力してくれたおかげで、こうして制度化することができました。これも組織の方向性が決まれば、すぐに実行できる地域密着型病院のメリットだと思います。

4. 産後復帰スムーズ作戦

　③の各種制度が活用できる職場風土づくりでは、ママさんナース支援の冊子を人事部と協力して作成し、「産後復帰スムーズ作戦」を行いました。

　人事部と協力し、育児休業中のママさんナースに子ども連れで病院へ来てもらったのです。多い時には10人以上が集まり、ママ友会をしながら育児の不安や家族の協力体制、復職後の不安などを話し合いました。

　人事部や看護部長、師長も参加し、特に子育て経験のある師長の参加はアドバイスも的確であり、育児休業明けの復帰を確実なものとします。復帰時に短時間正職員制度を活用することで優秀なスタッフも戻り、人材確保定着につながりました。

おわりに

　「小さい病院だから」を理由にせずポジティブにとらえ、日常の中からあふれるヒントをキャッチして変革することが重要です。

　まわりの力を借りながら取り組むことで良好な関係が生まれる、まさに、この瞬間がたくさんあるのが地域密着型病院ではないでしょうか。看護管理者の責務とやりがいは果てしなく続いています。

　昨日より今日、今日より明日へと与えられた仕事に対し、改善、改良を考え続けることが創造的な仕事へとつながっていくのではないでしょうか。

7

看護職が「つながり」「つなぐ」
温かい地域包括ケアを暮らしの場所で実現する

永久教子
医療法人庸愛会　富田町病院
副院長・看護部長

　地域包括ケアが暮らしの場所で豊かに実践されていくために、私たち地域密着型病院の看護管理者が果たすべき役割は非常に大きいと自負し、存在意義を体現できるよう努力を重ねています。

　人、お金、モノなどを潤沢にもたない私たちは、ともすれば内向きでネガティブな思考に陥りがちです。しかし、組織が小さく身軽であることと、何より「暮らしの一番近くにある」ことを活かして、よりローカルに、網の目のように、人と人、組織と組織、職種と職種をつなぐ存在として機能すると考えます。

　このように、これまで「弱み」と思っていたことを「強み」にする発想の転換と地域に向けて開かれた視野を得るきっかけとなったアウトリーチ型看護管理者支援事業（以下、支援事業）、その後の実践の中から私が考える「看護管理者としてのマネジメントの3つの柱」の2つについて、述べたいと思います。

経歴　1991年大阪医科大学附属看護専門学校卒業後、同大学附属病院に入職。1996年駒澤大学文学部社会学科入学、大学生活の傍ら、さまざまな場で看護職として勤務。2000年同大学卒業後、特別養護老人ホームなどでの勤務を経て、2011年医療法人庸愛会とんだ訪問看護ステーション入職、訪問看護に従事。2013年同法人富田町病院看護部長。2017年3月より副院長を兼ねる。

支援事業との出会い

「暮らしの場所に看護を届けたい」。卒後4年間大学病院での勤務をスタートに、さまざまな場所で看護師として働きながら、辿り着いた「私のやりたい看護の場」は「在宅」でした。

自転車に乗って嬉々として利用者さんのお宅を回りながら、次第に頭をもたげた疑問は、「訪問看護師だけで、在宅看護は充実するのだろうか」ということでした。「どこに届けるか」だけでなく、むしろ「どんな看護を届けるか」が重要であると思い至った時期と、病院変革のタイミングが重なり、訪問看護ステーション管理者から、在宅支援病院の看護部長へ異動しました。2013年のことです。

「看護」を変えるためには、その看護を実践している「組織」を変えることが必要なのではないか、という漠然とした気づきはあったものの、何をどうすればよいのか、考え込み、立ち止まっていました。そんな時、大阪府看護協会の中小規模病院看護管理者支援研修を通して「アウトリーチ型看護管理者支援事業」に出会いました。

集合型研修では吐露できなかった自分自身と自組織の現状、悩み、その中にあっても大切にしているマネジメントの柱について語り、支援者のサポートによって、「いま何につまずいているのか」「そこをいかに脱却するか」「自分自身が、組織が何をめざすのか」を具体化し、「目標共有シート」を通じて師長・主任らと協働するプロセスを体験しました。

> **病院概要**
> 設置主体：医療法人庸愛会
> 病床数：69床（地域包括ケア病床24床、障害者施設区分45床）
> 看護師配置：13対1
> 診療科：7診療科

看護管理者として孤独感や無力感を抱いていた私が、支援者とのかかわりを通してエンパワメントされたこと、そして取るに足らない悩みと感じていた事柄の一つひとつが、看護管理の大切な課題であるという気づきを得たことの意義は非常に大きいものでした。

　私はこの経験を通し、支援を受けるだけに終わらず、今度は当事者として支援に参画することが、支援事業の「実践編」であると考えました。

　一括りにできない看護管理者の困難さに向き合うには、アウトリーチ型支援が非常に適していると実感しましたが、1対1による支援の中で、支援者には高いスキルが求められることから、支援モデルの量産は難しいことも同時に感じました。

　そこで、小集団で互いを支援し合う場をつくることを提案し、そのファシリテーターとして支援事業を受けた者が参画する中小規模病院の看護管理者が相互に支援する「小グループ勉強会」の企画運営に携わりました。

　毎回テーマを設定し、そのテーマに照らした自身の看護管理上の悩みやジレンマを出し合い、互いの経験知をシェアしました。参加者それぞれが支援し合うプロセスを共有できたことは、集団の運営、問題解決技法、看護管理の実際についての学習場として非常に有効でした。これについては、いくつかの学会等での成果発表においても関心を呼び、2019年春から第2期勉強会に取り組んでいます。

私のマネジメント　3つの柱

　支援事業と、そこから発展した「小グループ勉強会」の企画運営に携わることによりあらためて私の中で確認した「マネジメントの柱」は、次の3つです。

① めざすものを、自分の言葉で語り続けること

　同一法人の訪問看護ステーションから病院の看護管理者に異動して以降、「病院のことを何も知らないあなたに何ができるのか」というスタッフの無言の抵抗を感じた時期が長くありました。

　批判されることを恐れてスタッフから遠ざかるほどに、自分と現場が乖離していく焦りの中で気づかされたのは、「なぜ自分が看護部長になったのか、何をめざすのかを、どこまでスタッフに語ったのか」ということでした。「わかってもらえない」とあきらめるほど、相手に自分の言葉を届けたのか。そう問いかけた時、向き合うことを避け、語ることを逡巡していることを自覚しました。

　「ここから逃げたら、この先はない」。そう覚悟して、あらためて「私たちがめざすもの」をあらゆる機会に、内外に向けて、自分の言葉で語ることに力を注ぎました。「わかってもらえない」というあきらめで萎縮するより、「わかってもらえるまで、語り続ける」と覚悟することにシフトした私の言葉は、少しずつ、周囲に伝わっていったと感じています。

② 小さな目標を一緒に達成し、その成果を共有すること

　私が看護管理者になってから大半の時期を協働してきた師長に「これから、どんなふうにチームをつくっていきたいか」を、ある時雑談の中で尋ねてみました。

　彼女からは「小さな目標をスタッフと一緒に達成して、その成功体験を一緒に喜びたい」という答えが返ってきました。看護管理者の喜びは、本来はそこにあるはずですが、そのことをスタッフに感じてもらえるかかわりがどれだけできているか。省みるべき場面がいくつもあったと想起します。

　めざすものは高く掲げながら、そこへ向かうための目標は、より具体的で小さなものにして、「達成できた」喜びをスタッフと共有することを大切にしたいと考えます。

「暮らしがみえる看護を病院から」。これは、私が看護部長になった時に掲げた目標です。私は、この「みえる」という表現に2つの意味づけをしています。一つは「対象とする人の、病気だけでなく暮らしそのものを看ることができる」という意味であり、もう一つは、「看護職自身の"暮らしを営む人"としての力と魅力が、いきいきと発揮される、相手に見える」という意味です。

「生活者」でもあるスタッフが、仕事と暮らしの中で直面するさまざまなハードルを、ともに跳び越えていけるよう、組織の小ささを活かして、目を配り、心を配る管理者でありたいと考えます。

③「つながる」こと、「つなぐ」こと

看護管理者として、何を考え、どう動けばいいのか、そのことに思い悩んでトンネルの中にいるような不安に囚われ、「看護管理者は孤独だ」と思っていた時期は、振り返ると組織づくりも大きく停滞していました。

支援事業に出会い、同じように孤軍奮闘する看護管理者がたくさんいることを知り、小グループ勉強会を通して、「つながる」ことの心強さを学び、看護管理者同士の出会い、近隣病院の看護部との交流、地域の保健師や認定看護師との協働などの試みを積み上げてきました。

今後は、地域のクリニックや介護保険事業所に所属する看護職を「つなぐ」しくみづくりを模索していきたいと考えます。病院やクリニック、入所施設や通所施設、行政機関、教育機関、そしてご自宅と、看護職はあらゆる場所に存在しています。その人たちと「つながる」こと、その人たちを「つなぐ」ことによって、地域包括ケアは温かみと実効性をもって、人々に向けて機能していくと確信します。

8 「看護ネット」を核とした看護管理者支援
大分県・大分県看護協会・大分県立看護科学大学による協働の取り組み

福田広美
大分県立看護科学大学看護学部教授

村嶋幸代
大分県立看護科学大学理事長・学長

はじめに

　日本における多くの「地方」と同じく、私たちが生活し、看護の仕事をしている大分県も、高齢化（高齢化率：31.2%）と人口減少という課題を抱えています[1]。2018年現在の県内人口は約114.2万人ですが、2040年には95.5万人と推定されており[2]、地域医療構想でも、このような「地方」の現実をふまえて計画を策定することが求められています[3]。

　特に、県内の病院は、約9割が200床未満の「地域密着型病院」であり、その医療の質を高めることは、待ったなしの課題です。地域の高齢化に伴うニーズの増大と人口減少による人手不足が深刻な地域密着型病院では、看護職と介護職の確保を図るためにも、看護管理者が元気で活動できることが非常に重要な課題となっています。

経歴　**福田広美**
大分県立看護科学大学大学院看護学研究科修了（看護学博士）。虎の門病院等を経て、2002年から大分県立看護科学大学に助手として勤務、2015年から同大学看護学部広域看護学講座・保健管理学研究室教授。

大分県における「中小規模病院等看護管理者支援」の実施

　大分県立看護科学大学では、2017年度に厚生労働省の委託を受け、中小規模病院看護管理支援事業ガイドライン（以下、ガイドライン）[4]をもとに、大分県中小規模病院等看護管理者支援事業を始めました。

　本事業の実施に際しては、大分県、大分県看護協会、大分県立看護科学大学を主体に、大分県看護管理者連絡協議会、大分大学の協力を得て、大分県中小規模病院等看護管理者支援協議会を設置しました。具体的には、大分県独自の「看護の地域ネットワーク推進会議」を基盤に、支援の対象となる看護管理者を募集し、その方々が集う場に支援者が出向く形で、小規模の集まりによる支援[5]を始めました。

1. 大分県看護の地域ネットワーク

　大分県の看護の地域ネットワーク（以下、看護ネット）は、2008年以降、大分県全体で継続的に展開されている「看護の地域ネットワーク推進事業」の略称です[10]。

　県庁の看護政策担当保健師が、県内の看護人材育成や関係機関の連携促進等をはかるための予算を確保し、それを活用して、各保健所が管内の看護人材の資質向上等をはかるという取り組みです。各保健所の地域保健課長（保健師）が世話役となり、市町村保健師のみならず、管内の病院・診療所・訪問看護ステーション・老人保健施設等の看護管理者等を集め、看護職員の確保定着と資質向上をはかるために、毎年、人材育成等の企画を立て、隔月に

経歴　村嶋幸代
東京大学大学院医学系研究科修了（保健学博士）。聖路加看護大学等を経て、2001年7月〜2012年3月東京大学大学院医学系研究科健康科学・看護学専攻・地域看護学分野教授。
2012年4月から大分県立看護科学大学理事長・学長。東京大学名誉教授。

実施しています[10), 11)]。

　つまり大分県の各地で、看護職同士の顔の見える関係づくりに貢献しています。また、大分県看護協会は、その地区支部活動と連携する形で看護職連携強化交流会を開催し、側面から支援しています。この看護ネットのしくみは、地域包括ケアシステムの強力なインフラとなっており、今後、全国に広がると期待されます[11)]。

大分県における「中小規模病院等看護管理者支援事業」の実際

1. 大分県中小規模病院等看護管理者支援協議会の設置と機能

　大分県中小規模病院等看護管理者支援協議会（以下、協議会）は、ガイドラインに示された「中小規模病院看護管理支援事業協議会」の構成や役割を参考に設置しました[6)]。

　協議会は大分県中小規模病院等看護管理者支援事業（以下、事業）の基本方針を決め、次に事業の参加者を募集・決定し、その後、事業に参加する看護管理者の支援を行い、最終的に事業評価を行います。

　事業の基本方針は、地域の看護管理者が主体的に看護管理の向上に取り組み、モチベーションを維持・向上させる中で、看護管理を学ぶこととしました。また、病院以外の多様な施設の看護管理者も事業の対象に含めることにしました。募集は、保健所や県の看護協会が、看護ネットや地区理事会等、看護管理者が集まる公的な場で参加を呼びかけ、2017年は豊肥地域（豊肥保健所管内）の看護ネットに所属する看護管理者が手をあげて下さいました。

　事業の支援者は、①県看護協会が推薦する認定看護管理者、②看護ネットを運営する保健所保健師、③看護管理学の教育に携わる大学教員から構成されました。事業評価は、看護管理者を対象に、看護管理状況評価シート（以下、状況評価シート）、看護管理者のための看護管理行動評価シート（以下、

行動評価シート)[7] を用いて行い、事業の改善につなげます。

2. 大分県豊肥地域「看護管理の向上に向けた検討会」の企画・運営

　豊肥地域は大分市内から約50キロ離れた山間部にあり、県内で最も高齢化が進んでいます。医療機関は、慢性的な人材不足を抱える厳しい環境の中で、地域医療に貢献しています。

　本事業は、地域の実情をよく理解する保健所保健師が、看護ネットに参加している看護管理者と連絡をとり、事業へのニーズを把握していきました。さらに、看護管理者が主体的に取り組むことができる事業のあり方について意見を求め、地域に合わせた事業の準備や調整を継続的に行いました。

　豊肥地域では、こうした保健師の準備や調整をもとに、看護ネットの看護管理者の中から代表者3名が豊肥地域における本事業の企画運営を担当することになりました。この企画運営担当者と協議会の支援者（認定看護管理者、保健所保健師、大学教員）は、豊肥地域における事業の目標や進め方等について事前に会議で検討を行いました。この会議は、効果的な事業を考える場であると同時に、支援者が豊肥地域の実情について理解を深める機会になりました。この準備を経て、豊肥地域看護ネットの看護管理者全員が集まる事業当日に臨みました。

　豊肥地域看護ネットの看護管理者は、病院、訪問看護ステーションや老人保健施設等、さまざまな施設に勤務しています。本事業には、各施設から看護部長や副部長、師長等、トップマネージャーやサブマネージャーが参加することになりました。

　豊肥地域における中小規模病院等看護管理者支援事業は、「看護管理の向上に向けた検討会（以下、検討会）」と称して、月1回を目安に、2017年は9月から合計5回開催しました。

　初年度の目標は、「各施設の看護管理者が現状の振り返りと組織分析、意見交換を通して課題や対策を明らかにすること」にし、2018年度は「各施

設の看護管理者が課題に対する対策に取り組む」こととしました。次項で1年目（2017年度）の取り組みについて紹介します。

大分県豊肥地域「看護管理の向上に向けた検討会」1年目の取り組み

1. 1回目の検討会：各施設の看護管理に関する状況の整理

　1回目の検討会では、豊肥地域の看護管理者10名が集い、認定看護管理者、保健所保健師、大学教員等の支援者とともに事業の進め方や目標を決めました。また、看護管理者同士は、顔の見える関係はできていますが、互いの施設の看護管理について話す機会は少ないため、看護管理に関する基本的な情報交換から始めました。

　その後、各施設の看護管理者が、自施設において、状況評価シートや行動評価シート[7]を用い、日々の看護管理について振り返りを行いました。この振り返りは、看護管理者が所属する施設の関係者とともに行い、各施設の強みや課題等について整理しました。

2. 2回目の検討会：共通課題の抽出

　検討会の2回目は、各施設の看護管理に関する振り返りをもとに、事業に参加している看護管理者に共通する課題をあげました。

　一つは、次世代の看護管理者育成に関する課題、もう一つはスタッフの育成に関する課題があがりました。この2つの課題について、看護管理者が2グループに分かれて、意見交換を行うことになりました。次世代の看護管理者育成を話し合うグループは、病院の看護管理者計8名、スタッフの育成を話し合うグループは、病院4名、老人保健施設2名、訪問看護ステーション2名の計8名がメンバーとなりました。

3. 3〜5回目の検討会：自施設の組織分析と課題の明確化

　検討会の3回目以降は、2グループの看護管理者が、自施設の組織分析についてグループ内で意見交換を行い、支援者が「外部支援者に必要とされる能力」[8]を念頭に、アドバイスを行いました。

　グループの意見交換では、看護管理に求められる能力や役割、考え方や見方等について[9]、現状と照らし合わせた振り返りも行われました。看護管理者は、看護管理に必要な知識や情報等、新たな気づきを得て、2年目の具体策を検討しました。

4. 1年目の評価

　初年度は、大分県の看護ネットを基盤に、1地域で事業を行い、協議会の方針に沿って、豊肥地域の目標を達成することができました。県内には、大分市から離れた地域で、厳しい現状にある施設がほかにも多数あります。今後は、他の地域でも事業を行うことが課題となります。初年度の取り組みを手掛かりに、2年目以降、支援地域を広げていきたいと思います。

今後の看護管理者の能力向上に向けて

1. 抱負

　2年目は、大分県の地域医療介護総合確保基金を得て、豊肥地域の支援を継続、新たな地域として南部地域の支援も始めています。

　今後は、県内全域で本事業の取り組みが広がり、地域に根づくことで持続的な看護管理者育成をめざします。看護管理者が育つことによって、働きやすい環境が整えられ、看護職が定着し、地域の医療がよりよくなることで県民が安心して健やかに暮らせる。それが、本事業の目的だと思います。

2. 提言

　大分県では、看護ネットを核とする中小規模病院等看護管理者支援が、地

域医療をさらによりよくできるよう、今後も県、看護協会、大学が一丸となって取り組んでいきたいと思います。

　以下の3点が事業を行う上での重要なポイントです。

① 大分県庁および保健所の地域保健課長が核となって構築してきた「看護ネット」が、県内各地できめ細かく看護職をつなぎ、その資質向上に寄与、地域包括ケアの強力な推進基盤となっていること
② 大分県、看護協会、大学等が一体となって協議会をつくり、そこから看護管理者支援に適した認定看護管理者を推薦し、看護ネットを通じた支援場面できめ細かな、看護管理のアドバイスを行ったこと
③ 看護管理者が、地域の看護ネットを通じて支援を受けながら、同じ地域で働く看護管理者を支え、高め合う主体的な取り組みが行われていること

引用文献
1) 大分県内の高齢者の状況．平成28年10月1日現在．
　　https://www.pref.oita.jp/uploaded/attachment/1043622.pdf
2) 大分県人口ビジョン．大分県．平成27年10月．
　　https://www.pref.oita.jp/uploaded/attachment/1011356.pdf
3) 大分県地域医療構想．大分県福祉保健部医療政策課．平成28年6月．
　　http://www.pref.oita.jp/uploaded/life/1034995_1264890_misc.pdf
4) 中小規模病院看護管理支援事業ガイドライン．平成28年度厚生労働行政推進調査事業費補助金地域医療基盤開発推進研究事業．平成29年3月．
　　https://www.mhlw.go.jp/file/06-Seisakujouhou-10800000-Iseikyoku/shienjigyoguideline.pdf
5) 前掲4). p19-20.
6) 前掲4). p4-6.
7) 前掲4). p31-38.
8) 前掲4). p5.
9) 中小規模病院の看護管理能力向上を支援するガイド．平成26．27年度　厚生労働省科学研究費補助金　地域医療基盤開発推進研究事業．平成28年2月．
　　https://www.mhlw.go.jp/file/06-Seisakujouhou-10800000-Iseikyoku/0000113518.pdf
10) 大分県版中小規模病院等看護管理者支援事業報告書．平成29年度厚生労働省看護職員確保対策特別事業．平成30年3月．
　　https://www.mhlw.go.jp/file/06-Seisakujouhou-10800000-Iseikyoku/0000202150.pdf
11) 日本看護協会（2018）．協会ニュース．vol.611.

9 看護管理者にしかできない役割を
異なる職種、部署、施設、事業体をつなぐ

島田永和
医療法人はぁとふる運動器ケアしまだ病院
理事長

　病院経営は大きな岐路にあります。急速に進行する人口減少と少子高齢化によって、これまでと同じ負担と給付の社会保障制度では、存続できないと予測されるからです。そこで、政府はさまざまな改革を進めています。

　ヘルスケアに携わる私たちにも、ケアの現場で今までと同じ対処をしていたのでは、最善のケアにならないという実感があります。患者さんやご家族の意識が変わってきたと感じることも多くなってきたからです。

　政府の主導による新しい医療・介護の制度と、現場でのケアの提供やそれぞれの専門職の意識、そして、患者さんの価値観がうまくかみ合えば、お互いが不満をもつことなく、新しいしくみが有効に動き始めるのでしょうが、現実には容易ではありません。その誤差をなくし、円滑に時代の変化への対応ができるように、特に看護管理者に期待することを中心に考えたいと思います。

経歴　1978年山口大学医学部を卒業後、国立大阪病院（現 大阪医療センター）、大阪市立大学などを経て、1984年に医療法人永広会島田病院副院長、1988年に理事長兼院長に就任。2017年に医療法人はぁとふる運動器ケアしまだ病院と改称。グループには社会福祉法人はぁとふる、リハビリテーションに特化した八尾はぁとふる病院、介護老人保健施設悠々亭のほか、通所・訪問事業がある。日本整形外科学会、日本リハビリテーション医学会 認定専門医。

時代背景の整理（人口構造、疾病構造の変化と価値観の移り変わり）

　我が国の人口減少と少子高齢化はヘルスケアの現場に大きな影響を与えています。高齢患者の増加が予測されますが、彼らには、複数の疾患を併せもち、疾患治療の反応が若年者より悪く、障害を残し、慢性化する傾向があるという特徴があります。予備力が低下しているため、合併症を引き起こしやすいのも特徴といえるでしょう。

　この事態に対して、専門診療による縦割りのケア提供体制では、治療での重複や欠損など、弊害が生じる場合があります。急性期施設では傷んだ臓器のみに集中した治療が行われます。時には、安静や食事制限によりサルコペニアが顕在化することもあります。その結果、生命予後は改善しても、生活機能が低下し、ご本人の希望通りの生活には戻れないことも起こります。

　2013年8月にまとめられた社会保障制度改革国民会議の報告書では、①「病院完結型」から「地域完結型」へ、②「治す医療」から「治し、支える医療」へ、③「医療」から「介護」へ、④「病院・施設」から「地域・在宅」へ、と4つ変換の必要性が述べられました。この目的に沿って、医療介護総合確保推進法や医療保険改革関連法のもと、地域共生社会をめざし、地域医療構想が進められ、地域包括ケア体制確立への準備が行われています。

地域包括ケア体制で求められる医療・介護のあり方と病院の役割

　福井トシ子日本看護協会会長は、2017年8月の「平成29年度 病院長・幹部職員セミナー」にて、「地域包括ケアシステムに対応するための看護基礎教育」

について講演されました。その冒頭で「医療・療養の場が病院から地域に変わり、看護はあらゆる場で必要とされています。看護師はこれまで病院看護を行ってきました。看護教育も病院看護中心でしたが、あらゆる場に適応できる看護師像を考えると、今の教育年限では足りません」[1]と述べておられます。

「地域完結型」の「治し、支える医療」を提供するための看護師の役割と重要性を認識されているからこそのご発言だと思います。私たちのような地域密着型といわれる規模の小さな医療・介護施設は、この体制の確立にどれほど寄与できるかということが、そのまま事業の安定継続の鍵になるといっても過言ではないと思います。

一方、医師に関しては、対応が立ち後れているといわざるを得ません。医師は卒前教育を医学部で受け、卒後、専門医をめざすとなれば、再び大学を主体としたネットワークに組み入れられるしくみになっています。先の看護の領域で語られるような、「地域で働く」ことや「急性期に偏らない働き方」は重視されてはいないようです。そのため、この目的にかなう医師が育つ可能性は限られてしまいます。頼りになるのは総合（診療）医ですが、現時点での絶対数はまったく不足しています。

とすると「治す」だけではなく、「治し、支える」ケアを確立するには、施設内で多職種協働のチームの活動を活性化すること、そして地域で各施設が機能を特化し、うまく連携することが何より重要となります。

病院経営・運営における重要事項

多くの地域密着型病院における組織構造は、実際のケア提供を行う部門と、その活動を支える運営部門に分かれます（図1）。

そして、ケア提供部門が掲げる理念に沿った質の高いケアは、信頼でつな

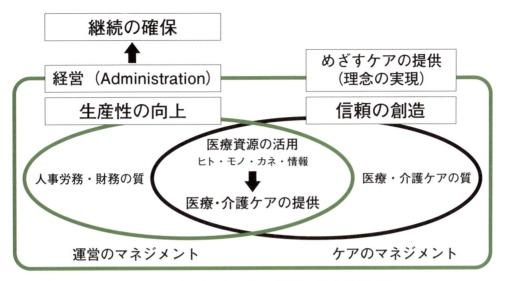

図1│医療・介護施設の経営（運営とケア提供の統合的管理）

がる多職種チームの働きで生まれます。その職場は明るく、働くメンバーの顔も輝いているに違いありません。こうしたケアを提供すれば、結果的には、数値化は難しいですが、地域からの信頼創造につながることが期待されます。

　こうした活動をサポートするのが、運営のマネジメントです。

　現場で時々刻々に発生する事態に、迅速にかつ的確に対応するには、外来、入院、手術室といった職場単位での管理の能力を超えて、患者さんやご家族の視点で総合的にベストの対応をイメージできる感覚をもった管理者が求められるでしょう。

　一方、長期的かつ総合的な視点からの方針を打ち出し、このケアと運営のマネジメントを統合的に管理するのが経営（アドミニストレーション）と考えています（図1）。したがって、マネジメントはアドミニストレーションの下位概念という位置づけです。

　この両者に共通して必要なのがリーダーシップです。チームを形成し、チームメンバー間の調整を進めながら、明確な将来を提示し、目標に向かって先導していく活動が求められます。

看護管理者にしかできないこと

　アドミニストレーションを支える運営とケアのマネジメントは、それぞれが孤立しては意味がありません。どれほど精度の高い内容であっても、全体像の中で、それらが関係性をもって連動して行われなければならないのです。

　ことに先述したように、病院内の顔見知りだけの中で行われるケアではなく、地域において、話したこともないほかの医療者と1人の顧客を巡って協議し、協力し合ってよい方策を見つけ実践していかねばなりません。

　そのために必要なのは、さまざまな異なる職種、部署、施設、事業体などをつなぐ役割を果たす存在です。最終的な目標とする体制を頭に置きながら、日々の診療の中で生まれる複合したニーズにこたえるチーム編成がうまく整備され機能することで、「治し、支える医療」を「地域完結型」で提供することが可能となるでしょう。

　さて誰が、つまりどの職種のどの職位の方がこの任にふさわしいでしょうか？私は、看護管理者をおいてほかにはないと確信しています。

　具体的にここで求められる能力は、2016年12月の厚生労働省「地域力強化検討会　中間とりまとめ」にもあるように、①医療・介護の制度の横断的な理解、②個々の対象者の医学的・精神的・社会的で総合的な評価、③適切な支援計画の策定、④関係者への連絡・調整によるチーム形成、⑤この分野の業務に関する教育・研修、の5つになるでしょう。

　そして、これらの項目を行う優れた看護管理者は、看護者の弱点ともいえる社会的な制度やサービスの利用に長けているソーシャルワーカーとともに、この業務に当たるのがふさわしいと考えています。

　人口減少と人口構造の変化、そしてそれらへの対応は、私たちのケアの現

場に計り知れないほどの影響を与えます。しかし、個々のサービス提供の場においては、正確な評価に基づき、各職種がプロとしてベストのケアを提供しようとして協働するという意味で、人が人に行うことに変わりはありません。

このミクロの視点でのケアの提供と、激変する環境の中でのマクロの視点を併せもって運営に当たらねばならないのです。そうでなければ、組織の持続可能性も危うくなります。

将来に備えることも含めて、施設の経営責任者として、看護管理者への期待はきわめて大きいものがあります。これからも悩みを共有し、苦労をともにしながら一緒に歩んでいきたいと思っています。

引用文献
1) 福井トシ子（2018）．地域包括ケアシステムに対応するための看護基礎教育．日本病院会雑誌．65(3)．p12．

地域密着型病院の看護管理能力向上
―指針と実践―

2019年7月30日　第1版第1刷発行　　　　　　　　　〈検印省略〉

編集 ■ 手島　恵

発行 ■ 株式会社 日本看護協会出版会
〒150-0001　東京都渋谷区神宮前5-8-2　日本看護協会ビル4階
〈注文・問合せ/書店窓口〉Tel / 0436-23-3271　Fax / 0436-23-3272
〈編集〉Tell / 03-5319-7171
http://www.jnapc.co.jp

デザイン ■ 大野リサ
表紙カバーイラスト ■ 阿部千賀子
印刷 ■ 日本ハイコム株式会社

本書の一部または全部を許可なく複写・複製することは著作権・出版権の侵害になりますので注意ください。
©2019　Printed in Japan　　　　　　　　　　　　　　ISBN978-4-8180-2195-2